治好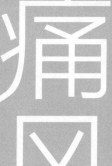痛风

并不难

李天旺 主编

SPM 南方出版传媒

广东科技出版社 | 全国优秀出版社

·广州·

图书在版编目（CIP）数据

治好痛风并不难 / 李天旺主编. —广州：广东科技出版社，
2019.4
ISBN 978-7-5359-7093-0

Ⅰ.①治… Ⅱ.①李… Ⅲ.①痛风—防治 Ⅳ.①R589.7

中国版本图书馆CIP数据核字（2019）第044326号

治好痛风并不难
Zhihao Tongfeng Bingbunan

责任编辑：李　旻
封面设计：友间设计
责任校对：陈　静
责任印制：彭海波
出版发行：广东科技出版社
　　　　　（广州市环市东路水荫路11号　邮政编码：510075）
http：//www.gdstp.com.cn
E-mail：gdkjyxb@gdstp.com.cn（营销）
E-mail：gdkjzbb@gdstp.com.cn（编务室）
经　　销：广东新华发行集团股份有限公司
印　　刷：广州一龙印刷有限公司
　　　　　（广州市增城区荔新九路43号1幢自编101房　邮政编码：511340）
规　　格：787mm×1 092mm　1/16　印张12.5　字数250千
版　　次：2019年4月第1版
　　　　　2019年4月第1次印刷
定　　价：49.00元

如发现因印装质量问题影响阅读，请与承印厂联系调换。

主　编

李天旺

编　委

（按姓氏拼音排序）

陈抒扬　邓　丹　邓伟明　樊　婷　丰　帆

郭　欣　黄启当　黄学婵　黄郁凯　黄正平

黄志祥　江佳伟　劳　钰　李咏诗　李旭绵

刘　梦　刘修齐　刘宇琪　潘　霞　王云情

姚小燕　赵文凯　郑　纯　郑少玲

钟　正　曾昭球

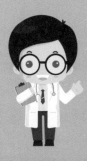

主编简介

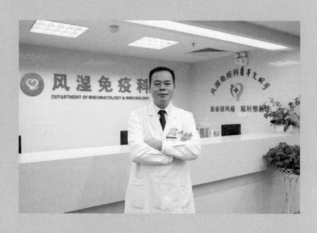

　　李天旺，男，广东吴川人。教授，主任医师，硕士研究生导师，广东省第二人民医院风湿免疫科主任。1995年中山医科大学本科毕业，2002年、2008年先后获中山大学内科学硕士和博士学位，师从著名的风湿病学家古洁若教授和营养学家康景轩教授。2010年曾在美国哈佛大学医学院学习1年。从事风湿免疫病临床与研究工作20余年，主要研究方向为强直性脊柱炎和痛风的基础与临床。曾主持及参与国家级、省级、局厅级科研课题10余项，发表科研论文60余篇，其中以第一作者或通信作者发表SCI收录论著10篇。主编《透视强直性脊柱炎与脊柱关节炎》，参编风湿病专著2本。

　　历任中华医学会风湿病学分会第九届青年委员，广东省临床医学学会风湿免疫分会、广东省中西医结合学会风湿病分会副主任委员，广东省医学会内科学分会常委等。2018年荣获首届"广东医师奖"并入选十佳"广东好医生"，2016—2018年连续三年入选广东省家庭医生协会"岭南名医录"，2014、2015、2016及2018年四次荣获好大夫在线"年度好大夫"称号，2017年获评中国医联盟广东分盟"十大健康风尚人物"，2016年荣获家庭医生在线"羊城好医生"称号。

随着我国经济的飞速发展，国民生活水平和饮食结构随之改变，不良的饮食和生活习惯也愈发常见，越来越多人患上了高尿酸血症和痛风。特别是近年来，我国痛风的患病率呈爆发式增长，部分地区和人群患病率甚至超过10%。当下，痛风已经成为危害民众健康的社会病和流行病。

痛风的危害不仅仅在于急、慢性关节炎所引起的关节肿痛、功能障碍，它还可导致痛风石形成、泌尿系结石以及肾功能损害等，甚至因痛风石破溃形成难治性伤口。同时，国外的流行病学调查数据显示，痛风患者容易合并糖尿病、高脂血症和高血压病，其发生心脑血管疾病的风险也大大增加。如果痛风患者在患病初期得不到及时有效的治疗，错过最佳治疗时机，病情往往逐渐加重，最后变得难以控制，产生一系列严重的并发症和合并症。比如，痛风性关节炎反复发作，逐渐形成痛风石，而痛风石会逐渐增大、增多，时间一长，痛风石变得难以溶解消退；而痛风石破溃以后，形成的伤口往往迁延不愈，给生活、工作带来很大困扰，严重降低患者的生活质量。甚至有的患者痛风石破溃以后导致肢体大面积坏死，最后不得不接受截肢治疗。

基于痛风的暴发流行以及民众对痛风的正确认识相对缺乏，作为在临床一线工作的医护人员，通过对大量痛风患者的诊治和护理，以及长期跟踪随访，结合文献指南，将从中获得的有关痛风预防、治疗和护理的心得体会整理成书，以帮助读者科学地认识痛风。本书主要包括以下几部分内容：①痛风的流行病学现状：传统观点认为，痛风以中老年男性为多发，女性较为少见并主要出现于绝经后。然而近年来青少年和女性痛风也越来越常见，甚至一些儿童也出现了高尿酸血症和痛风，痛风年轻化、低龄化趋势日渐明显。②痛风的病因及诱因：高尿酸血症是痛风的直接病因，但血尿酸升高不等于就是痛风，部分患者痛风发作时尿酸也不一定高；饮食因素、药物因素、剧烈运动甚至甲状腺疾病等因素均可诱发痛风。③痛风的临床表现：痛风以剧烈关节肿痛为典型表现，号称"病中之王"；第一跖趾关节痛需要警惕痛风发作；此外，痛风还好发于踝关节、膝关节、足背等部位。痛风反复多次发作以后可引起痛风石形成，亦可引起许多器官系统损害，甚至导致阳痿，影响患者的生活质量及寿命。④痛风的诊断：需要结合临床表现、实验室和影像学检查；同时，也需要与其他引起关节肿痛的疾病相鉴别。⑤痛风的饮食控制："病"从口入，饮食与痛风密切相关，科学的饮食、活动等行为方式的调整是痛风治疗的基础。⑥痛风的治疗：包括非药物治疗和药物治疗。掌握科学的治疗方法，治好痛风并不难。

我们一直认为，痛风的治疗和预防是一项需要长期坚持的工程，应以预防为主，防治结合，管理好痛风的高危人群，防止其进展为痛风，做好预防意义重大。希望在本书的帮助下，痛风高危人群或患者能够更加轻松地对疾病做好预防和管理，最终战胜痛风。这也是我们撰写本书的初衷。

由于我们经验和水平所限，本书不足之处在所难免，特别是随着医学科学的快速发展，新的研究成果不断涌现，书中阐述的某些诊疗理念、观点与认识可能需要进一步修正和提高，欢迎广大读者多提宝贵意见，恳请同道批评指正。

编 者

2019年1月15日

于广东省第二人民医院

目录

痛风已盯上所有人

痛风发作有哪些原因

痛风让关节很受伤

痛风和高尿酸血症可引起许多严重的并发症

痛风是这样确诊的

要想少吃药，管住嘴很重要

痛风的科学治疗

第1章

痛风已盯上所有人

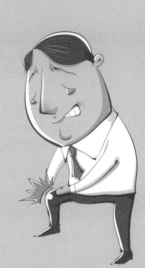

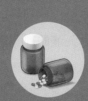

1 昔日痛风帝王病，飞入寻常百姓家

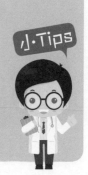

- 列文虎克用显微镜发现痛风石中有大量针形结晶。
- 沃拉斯顿和弗朗索瓦分别从痛风石和尿液中分离出尿酸。
- 加罗德提出尿酸盐沉积于关节或其邻近组织导致急性痛风发作。
- 目前我国痛风的患病率仍缺乏全国性调查，保守估计在1%～3%。

小·Tips

痛风是人类最古老的代谢性疾病之一，目前也是遍布全球的世界性疾病。古时候，王侯将相、达官显贵，常常山珍海味、饕餮盛宴，殊不知大量地进食鱼肉类高嘌呤食物，痛风会悄悄地找上门，且发作频繁，使得很多富贵人家饱受病痛困扰。历史上许多著名的帝王将相都患有痛风，因此，痛风曾被称为"富贵病""帝王病"。

痛风的历史

早在公元前400多年，医学文献中已有关于痛风的病例记载。有关痛风的论述最早见于《希波克拉底全集》，书中指出痛风是由于液体过多侵袭关节造成的疾病。痛风英文字"Gout"是由拉丁文Gutta而来，是"一滴"的意思。以当时中世纪的医学概念"四体液说"，痛风是被认为关节的部位多了恶毒液体。17世纪80年代，荷兰著名的生物学家列文虎克描述了痛风石内尿酸盐结晶的显微镜下外观，后瑞典医药学家舍勒证实痛风石中含有一种前所未有的有机酸，首次揭示了尿酸与痛风之间的关系。18世纪末英国化学家沃

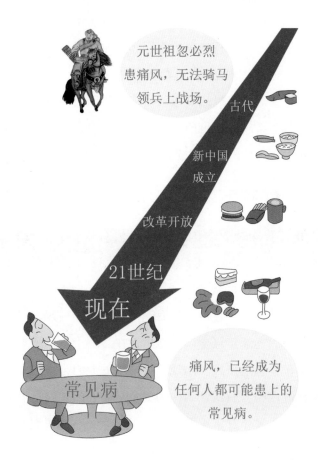

拉斯顿从痛风石中分离出了尿酸，后法国化学家弗朗索瓦发现正常尿液中也含有这种有机酸，故取名"尿酸"。

在有关尿酸和痛风的相关研究方面，英国医师加罗德在19世纪40年代首次测出了血液中的尿酸，后来提出尿酸盐沉积于关节或其邻近组织导致急性痛风发作。进入20世纪，嘌呤的完整代谢途径、尿酸的排泄及产生机制的阐述以及偏振光显微镜的应用等，使痛风机制的研究与诊断进入崭新的阶段。

在中国，"痛风"之名始于金元时期，最早明确提出痛风这一病名的是元代名医朱丹溪，在他的著作《格致余论》中记载："痛风者，四肢百节走痛，方书谓之白虎历节风证是也。"其后学者李东恒提出："痛风者多属血虚，然后寒热得以侵之"。元代以后，传统医学认为痛风病理为"汗浊凝滞"。明代以后，人们分析痛风的病因为"肥甘过度"。由于技术水平的限制，中国古代没能探讨尿酸与痛风发病的关系。

我国现代医学对于痛风和高尿酸血症的临床研究始于20世纪50年代，80年代后才出现较为系统的病例研究报告。进入21世纪后，随着对痛风和高尿酸血症的研究逐渐增多，人们对于该病的认识也更加深入。

我国痛风的流行现状

目前为止，我国缺乏全国范围痛风流行病学调查资料，但根据不同时间、不同地区报告的痛风患病情况，目前我国痛风的患病率保守估计在1%~3%，并呈逐年上升趋势。痛风的患病率在不同地方、不同人群而有所差别，一般而言，城市高于农村，沿海地区高于内陆地区，男性高于女性。近年来，痛风的发病逐渐年轻化，许多男性在二三十岁便患上痛风，甚至有些小学生、中学生也患上痛风。出现这一情况的原因是多方面的，其中遗传因素是痛风发作的内因，而饮食结构的变化是重要的外因。人群普遍摄入高嘌呤食物，使得痛风发作有了重要的生化学基础——高尿酸血症。此外，生活环境的变化，也可能是引起痛风发作的原因。例如，有研究发现，一些人群血铅含量的增加，是痛风发作的一个诱因。此外，随着医疗水平的进步，人群对疾病认识的提高，也使痛风的误诊、漏诊率大大降低。

总之，痛风已由过去的少见病成为常见病，正所谓"昔日痛风帝王病，飞入寻常百姓家"。

2 为什么受伤的总是我?

——痛风偏爱男性为哪般

小·Tips

- 痛风男女患病比例约为20:1。
- 男性易患痛风与生活、饮食习惯和性激素水平等有关。
- 绝经后女性痛风患病率与男性接近。

痛风在男性和女性中的流行病学特征差异悬殊。首先，痛风总体患病率呈明显的性别差异，男性患者远远多于女性，男女比例约为20:1。其次，在痛风的发作年龄上，女性要比男性晚10年左右，男性痛风患者首次发作年龄一般为40岁以后，近年来有许多男性更是在二三十岁发病，而女性痛风大多出现在绝经后。说到这里，相信不少痛风患者就要问了：为什么痛风偏爱男性呢？欲知详情，且听笔者一一道来。

痛风在男性中高发，原因有很多，例如男性与女性的生活方式及饮食习惯存在差异，男性一般社会应酬较多，常饮酒，多进食富含嘌呤的食物，使体内尿酸生成增加，导致尿酸水平升高。生活方式饮食习惯都是可控因素，而深究本质原因，则不得不提到隐藏在性别背后的男女体内性激素的差异。

性激素是主要由性腺分泌、负责第二性征和副生殖器官发育的甾体激素，分为3类，即雌激素、孕激素和雄激素，它们在人体的表达水平因性别、年龄的不同而存在差异。女性绝经后痛风发病率明显高于绝经前，绝经后女性患病率与男性相近，绝经后使用雌激素可在一定程度上降低痛风发生的风险；与正常绝经期女性相类似，手术切除卵巢和过早绝经的女性患痛风的风险也增高，这均提示了雌激素在预防痛风发生中的潜在作用。目前有关雌激

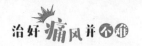

素在痛风发生、发展中的作用的研究结论较为一致。

国内外研究已发现，雌激素可调节尿酸代谢和嘌呤生物合成，17β-雌二醇可使细胞器的磷脂膜抵抗尿酸盐结晶沉淀，对肾脏排泄尿酸盐有促进作用，并可抑制关节炎发作，从而使绝经前女性患痛风的风险降低，绝经后女性雌激素水平显著降低，痛风的发生率亦随之升高。此外，雌激素和孕激素均可降低尿酸重吸收系统相关蛋白的表达，包括尿酸盐转运蛋白1（URAT1）、葡萄糖转运蛋白9（GLUT9）以及ATP结合转运蛋白G2（ABCG2），从而减少肾脏尿酸盐的重吸收，促进尿酸排泄而降低尿酸水平。

雄激素对痛风发作影响的研究结论尚存在分歧。部分研究发现，雄激素可使细胞器的磷脂膜对尿酸盐结晶有易感性而引起细胞反应，促进肾脏对尿酸的重吸收，抑制尿酸排泄，从而升高血尿酸水平。但也有部分研究发现，雄激素可通过增强钠耦合单羧酸转运蛋白1（Smct1）的mRNA和蛋白的表达，增强对尿酸的转运，使血尿酸水平降低，或直接抑制NF-κB通路的激活，阻断促炎因子特别是白细胞介素1的表达，减少痛风发作。有学者推测，雄激素在痛风中的最终作用可能是这两方面综合的结果。

综上所述，导致男性痛风发作的因素是复杂的，而雄激素也有可能为其中一个重要原因，具体机制仍有待进一步明确。

3 重男不轻女

——应警惕女性痛风！

- 女性痛风患者的年龄普遍较男性大，多为绝经后女性。
- 女性第一跖趾关节首发受累相对较少，而以踝关节受累更为常见。
- 女性痛风临床症状不典型，易被误诊和漏诊。
- 女性患痛风（尤其绝经前）可能存在继发因素（如疾病、药物等）。

小·Tips

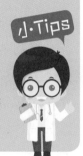

　　70多岁的黄大妈脚痛得厉害来到风湿科门诊求助，黄大妈是得了老百姓常说的"风湿骨痛"吗？不是，经过风湿科医生判断其疼痛是痛风所致。黄大妈纳闷了，常常听说得痛风的都是男的，怎么自己也会摊上这病？本来自己还有慢性肾病、甲状腺功能减低，长期吃着一大把药，这下好了，又多一个病。

男女痛风各有其特点

　　女性痛风不但发病率低，而且临床症状也不典型，临床上容易被误诊和漏诊，且女性患者绝大多数伴有代谢疾病，是女性疾病预后不良的指征之一，应引起高度重视。

　　男性痛风常见于体形肥胖、喜食高嘌呤食物如动物内脏以及嗜酒的中年人。由于肥胖患者多伴有胰岛素抵抗或糖脂代谢异常，可通过抑制肾脏排泄尿酸，使血尿酸水平升高。而长期饮酒可引起机体腺苷转换过度，大量ATP

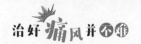

迅速被消耗，同时在乳酸作用下尿酸盐经肾排泄减少，使血尿酸水平升高。

相对男性而言，无肥胖、无饮酒习惯的女性痛风患者所占比例较大。国内一项针对172例女性痛风的回顾性分析发现，女性痛风患者中肥胖及习惯性饮酒所占比例分别为女性痛风诱因的43.87%和8.2%，明显低于男性痛风患者。与男性痛风发作常见诱因不同，女性痛风中存在习惯性饮酒者较少，提示饮酒不是女性痛风发作的常见诱因。Yong等对36例女性痛风患者的研究显示，女性痛风与利尿剂的服用关系更为密切。

在发病年龄上，有研究发现，女性痛风患者的年龄普遍较男性大，多为绝经后女性，集中在60～70岁；而男性则集中在40～70岁。

在痛风首次发作部位方面，男性痛风患者首发关节常常为第一跖趾关节，而女性痛风第一跖趾关节首发受累则相对较少，而以踝关节更为常见，也常累及膝关节以及手关节、肘关节等上肢关节。

女性高尿酸血症及痛风发病率均较低，若血尿酸＞360μmol/L（6mg/dL）则为高尿酸血症，而男性血尿酸＞420μmol/L（7mg/dL）才诊断为高尿酸血症。

女性发生痛风的背后往往存在继发性因素

一项研究发现，纳入的8例女性痛风患者中，有7例是在服用利尿剂后发病；而该项研究纳入的75例男性痛风患者，仅有2例是服用利尿剂后发病的；因此，研究者认为，利尿剂致痛风发作的概率在女性明显高于男性。此外，Puig等研究发现5例绝经前发病的女性痛风患者中有4例存在肾损害，De Souza等报道的8例绝经前首次发病的女性痛风中有7例可以找到继发因素。另外，女性痛风患者较多合并糖尿病和冠心病，长期大量使用利尿剂后影响尿酸排泄是女性痛风常见的原因。由此可见，女性痛风患者需要注意继发因素的寻找，尤其要排查心脏病、肾损害、利尿剂使用等因素。

为什么我年纪轻轻也会得痛风?

- 近年来痛风的发病年龄日趋年轻化。
- 与青年人社会活动频繁、工作压力大、生活欠规律和饮食结构不合理等有关。
- 常累及除第一跖趾关节以外的其他关节,容易被误诊、漏诊。
- 青年痛风的发生是代谢综合征和心脑血管疾病发生的危险因素。

既往国内外流行病学资料显示痛风多发于中老年人,因此痛风常被认为是一种中老年病。但随着人们生活水平的提高,以及饮食结构的改变,近年来痛风的发病日趋年轻化,青少年甚至儿童痛风病例也日渐常见。

2012年北京协和医院收集了近4年来共计324例痛风患者的临床资料,对患者的生活习惯和临床数据进行系统分析。研究结果提示,痛风患者人群年轻化,青年患者所占比例(54%)甚至超过了中老年患者。毛玉山等人对于2004年宁波市某石油化工企业全体在职和退休员工痛风的流行病学调查发现:男、女性平均患病年龄比1998年上海市黄浦区社区痛风患者分别提前了15年和10年。

青年痛风患者的特征

研究发现,青年痛风患者多具有社会活动频繁、工作压力大、生活欠规律和饮食结构不合理等特征。其发作的诱因也更加多样,一项基于中国北方患者的统计表明,劳累(11.4%)和运动(9.0%),以及进食肉类(16.4%)、白酒(15.5%)、啤酒(15.3%)、海鲜(10.6%)是常见的诱因。与老年痛风的首次发作特征性累及第一跖趾关节不同的是，青年患者初次发病时，常累及除第一跖趾关节以外的关节。因其发作部位的不典型，容易被误诊、漏诊。

青年痛风患者往往体型肥胖——具有更高的体重指数和腰围水平，而且，青年痛风患者血尿酸水平往往较中老年组更高。青年痛风患者尽管病程较短，其糖尿病、高血压、心脑血管疾病的合并症患病率较中老年组低，但其血脂异常的发生率，与老年患者相比差异无统计学意义。这提示饮食、代谢异常在青年痛风发病的地位。

痛风年轻化，不良饮食生活习惯是重要因素

青年人得痛风和饮食结构的改变有着不可或缺的关系。青年人摄入高脂、高糖、高嘌呤食物较多，尤其常常聚餐、吃夜宵，难免会热量摄入超标。而对在校学生而言，他们往往喜欢吃零食，零食大多是高热量的食物，其中碳酸软饮料（如雪碧、可乐等）在其中扮演了十分重要的角色。另外，缺乏锻炼也是一大因素。

因此，痛风患者应首先限制脂肪、高蛋白、高嘌呤食物的摄入；其次，年轻的痛风患者饮食应严格限制热量的摄入，如果能使得体重低于理想体重的10%～15%，可有效减少并发症的发生。但切记减重不可操之过急，如减重过快，则易促进脂肪分解，使体内血酮升高，抑制尿酸从肾小管排泄，从而诱发痛风急性发作。

青年痛风、高尿酸血症的危害

青年痛风、高尿酸血症不仅仅表现为发作性关节痛，还和许多代谢病有着千丝万缕的关系。目前已有大量研究发现，青年高尿酸血症及痛风的发生与代谢综合征亦密切相关，甚至成为心脑血管疾病发生的危险因素。早在19世纪70年代，就有学者提出高尿酸血症是高血压发生的危险因素。一项关

于尿酸在青年高血压患者的作用机制的研究显示，降低血尿酸可改善患者血压。同时有大量研究表明青年高尿酸血症与脂代谢紊乱、胰岛素抵抗密切相关。

总之，痛风年轻化，与青年人社会活动频繁、工作压力大、生活欠规律和饮食结构不合理等有关。不良生活、饮食方式的纠正和改善对青年痛风的防治意义重大。

儿童也痛风？家长很抓狂！

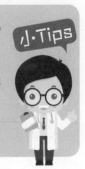

- 儿童痛风与饮用大量含果糖饮料、进食过多高嘌呤食物、肥胖、缺乏运动、遗传等因素有关。
- 儿童痛风注意与幼年特发性关节炎、化脓性关节炎、急性风湿热等疾病相鉴别。
- 防治方面需"管住嘴、迈开腿"。

是啊，宝贝这么小，怎么就得痛风了？作为家长，看到宝贝疼得动都不能动，实在心疼。可是，孩子正处于生长发育阶段，家长们想尽一切办法给孩子吃最好的、穿最好的、用最好的。要让孩子吃清淡一点？家长们表示"做不到""不忍心"。

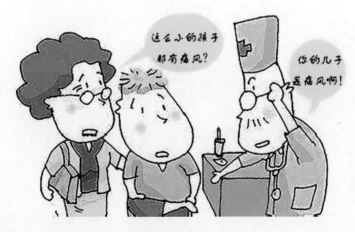

预防痛风，从娃娃抓起，从家长做起。

儿童高尿酸血症的概况

众所周知，痛风的直接病因是高尿酸血症，想要预防痛风，还得从高尿酸血症的防控入手。

高尿酸血症在儿童群体的患病率有多少呢？2011年，天津对1 515名7～17岁的儿童进行调研，结果显示，高尿酸血症患病率男童为19.57%，女童为5.67%，主要分布在10岁以上青少年。2015年，北京某高校对14 214名入学新生体检发现，高尿酸血症患病率男生为34.47%，女生为11.64%。2017年，惠州市10 446名12～18岁青少年群体的血尿酸水平平均为415.9μmol/L，高尿酸血症患病率为44.6%。

儿童高尿酸血症的主要原因

（1）长期饮用含果糖饮料　很多孩子喜欢喝碳酸饮料或者功能性饮料，甚至常常以饮料代替水。不仅孩子喜欢，甚至很多家长也认为饮料里含有维生素、电解质，作为运动后水分补充是很好的选择。其实家长可以留意一下饮料的成分，大部分添加了白砂糖，白砂糖的主要成分就是蔗糖，蔗糖进入体内后会代谢成果糖和葡萄糖，果糖在代谢过程中可转化成合成嘌呤的底物，使尿酸生成增多。在过去数十年里，果糖广泛应用于饮料和食品添加剂，且与痛风发病率的上升呈正相关，因此，从侧面提示了果糖对升高血尿酸水平的重要性。

（2）进食过多高嘌呤食物　随着生活条件的改善，有什么营养价值高的，孩子爱吃的，做父母的都尽量满足。比如深海鱼、海产品、牛肉、羊肉、动物内脏等，这些都是高

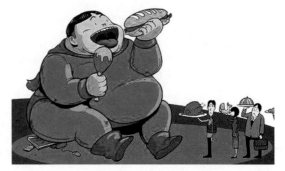

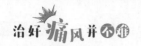

嘌呤食物，长期过多摄入会导致高尿酸血症。酒精的摄入也可通过多种途径影响血尿酸水平，与痛风发病直接相关。儿童大多不会饮酒，但家长需要注意部分低度数的酒精饮品。

（3）肥胖 除了高嘌呤食物以外，儿童天生偏好甜食，比如糖果零食、巧克力、冰激凌等，孩子一看到这些就两眼放光，家长如果没有给予适当的约束，随之而来的就是肥胖问题。北京18所中小学体检，受检者年龄介于6～17岁，共筛查出1 753名肥胖者，其中合并高尿酸血症的学生共714例，男生检出率为50.17%，女生检出率为22.34%。肥胖者合并高尿酸血症的比例，比体型正常者要高得多，并且高血压、高血脂、肾损害发生的风险明显升高。

（4）家族聚集 部分痛风属于多基因遗传病，家族性痛风患者比非家族性者起病更早，病情更严重，且双亲有痛风和高尿酸血症者比单亲的病情更重，发病年龄更小。10%～25%原发性痛风患者有阳性家族史，遗传变异较大。同时，痛风的家族聚集，遗传只是其中一方面原因，另一方面可能还和同一家族的生活习惯相近有关。

还有一些嘌呤代谢异常的遗传病。儿童时期的嘌呤代谢异常主要见于次黄嘌呤磷酸核糖转移酶缺陷、焦磷酸盐合成酶过度活跃、磷酸核糖焦磷酸酰基转移酶浓度或活性增高、Lesch-Nyhan综合征、葡萄糖转运体9（SLA2A9）和三磷酸腺苷结合转运蛋白G2（ABCG2）的遗传变异，诊断依赖于基因的检测。

（5）继发于其他疾病或药物使用 部分儿童的高尿酸血症和痛风继发于某些系统性疾病。儿童常见的继发性因素有：慢性肾病、家族性幼年高尿酸血症肾病、糖原累积症、肿瘤溶解综合征、青紫型先天性心脏病、系统性红斑狼疮、遗传性果糖不耐受、铅中毒、G-6-PD缺乏、果糖-1-磷酸盐醛缩酶缺乏、多囊肾、胱氨酸结石等。还有部分药物可以引起尿酸排泄减少，比如水杨酸盐、利尿剂、环孢素、吡嗪酰胺、乙胺丁醇等。

临床表现

儿童痛风往往缺乏典型的痛风性关节炎表现，典型的痛风石形成则更少见。单纯高尿酸血症是没有症状的，需要靠定期体检来发现。家长需要注意，当出现单个关节的红、肿、热、痛时，应注意可能是痛风急性发作。常见的发作部位除了第1跖趾关节、踝关节以外，儿童以膝关节肿痛作为首发表现比成人更常见，甚至我们还遇到以手指关节肿痛为首发症状的痛风患儿。由于儿童痛风的表现不典型，更需要引起儿科和风湿科医生的关注，尽量采用客观检查收集诊断痛风的依据，避免漏诊、误诊。

诊断与鉴别诊断

儿童期肾脏的尿酸清除率较高，因此，正常儿童血清尿酸盐浓度为180～240μmol/L（3～4mg/dL），青春期男性血尿酸较儿童增加60～120μmol/L（1～2mg/dL），达240～360μmol/L（4～6mg/dL），青春期女性变化很小，超出正常范围即为高尿酸血症。儿童发病率大体上随着年龄增长和血尿酸浓度升高而增加。

如果出现急性单关节红、肿、热、痛，炎症1天内达到高峰，则应考虑痛风可能。通过偏振光显微镜证实关节液中存在典型的尿酸盐结晶，则可诊断痛风。如果不便取关节液的部位，可以借助双源CT、关节超声检查以明确诊断，并常规进行肾脏尿酸排泄情况的评估。

而儿童单关节炎应注意与幼年特发性关节炎、化脓性关节炎、急性风湿热等疾病相鉴别。

提醒一下家长们，如果发现孩子出现非外伤引起的关节肿痛，记得找风湿免疫科医生鉴别一下哦。

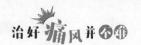

儿童痛风的健康管理

怎么办？孩子还在生长发育阶段，难道不让他吃肉？那怎么够营养呀？

宝贝得痛风，医患齐关注

高尿酸血症和痛风的魔爪伸向儿童及青少年，风湿科医生更应该多留个心眼，对儿童、青少年患者给予减重、饮食、用药等全方位的指导与随访。同时，家长也应高度重视高尿酸血症的危害，定期带患儿监测血尿酸水平，不要因为对药物的恐惧而逃避治疗，应遵从医嘱，提高依从性。

饮食需均衡，肥肉不囤积

怎样才算肥胖呢？家长们按照孩子的身高、体重套入公式，计算一下体重指数，再对照表1、表2的数值吧。

公式：体重指数（BMI）=体重（kg）/身高（m）^{2}

15岁以上参考成人的BMI数值。正常：18.5～23.9；＜18.5为过轻；过重：24～27；肥胖：28～32；＞32为非常肥胖。

表1　7～14岁男童BMI标准

年龄/岁	消瘦	正常	超重	肥胖
7	≤13.9	14.0～17.3	17.4～19.1	≥19.2
8	≤14.0	14.1～18.0	18.1～20.0	≥20.3
9	≤14.1	14.2～18.8	18.9～21.3	≥21.4
10	≤14.4	14.5～19.5	19.6～22.4	≥22.5
11	≤14.9	15.0～20.2	20.3～23.5	≥23.6
12	≤15.4	15.5～20.9	21.0～24.6	≥24.7
13	≤15.9	16.0～21.8	21.9～25.6	≥25.7
14	≤16.4	16.5～22.5	22.6～26.3	≥26.4

表2 7~14岁女童BMI标准

年龄/岁	消瘦	正常	超重	肥胖
7	≤13.4	13.5~17.1	17.2~18.8	≥18.9
8	≤13.6	13.7~18.0	18.1~19.8	≥19.9
9	≤13.8	13.9~18.9	19.0~20.9	≥21.0
10	≤14.0	14.1~19.9	20.0~22.0	≥22.1
11	≤14.3	14.4~21.0	21.1~23.2	≥23.3
12	≤14.7	14.8~21.8	21.9~24.4	≥24.5
13	≤15.3	15.4~22.5	22.6~25.5	≥25.6
14	≤16.0	16.1~22.9	23.0~26.2	≥26.3

食量与体力活动应平衡。如果达到肥胖或超重，应积极减肥，控制食量，加强运动，加大消耗；如果BMI在正常范围内，应注意食物品种的选择。

在药物控制尿酸的同时，家长该如何为孩子配餐，配合治疗呢？建立良好膳食制度，保证三餐热量合理分配，早餐应占全天热量的30%。平衡膳食，食物品种丰富，每样少吃，越杂越好。

不是不让吃肉，而是尽量减少高嘌呤食物的摄入，比如海产品、动物内脏、红肉（如牛肉、羊肉）及老火汤。为了保证孩子生长发育的需求，可以偏向优质蛋白的摄入，如植物蛋白（豆类）、牛奶或奶制品、鸡蛋、淡水鱼、白肉（猪肉、鸡肉等）。烹煮时注意少油、少糖，以蒸、炒为主，少煎炸，少调料。

甜食很诱人，果糖需当心

除了高嘌呤食物，儿童还需特别注意控制果糖饮料和甜食，比如可乐、雪碧、果汁、零食、糕点、冰激凌、巧克力、蜂蜜等。少吃含糖量高的水果，如葡萄、荔枝、苹果、菠萝、柿子等。

如果直系亲属中有痛风患者，那么孩子得痛风的概率会高一些，起病的

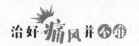

年龄也会早一些，那么更应该注意孩子的生活方式，避免高嘌呤、高油脂、高糖、高热量饮食。

宝贝爱运动，痛风少发生

适量运动对于减轻体重、降低体脂百分比甚至保持健康身材都有良好效果。规律运动定义为每周3次以上超过30分钟的有氧运动，如跑步、骑单车、打球、游泳、体操等。建议儿童每天保证30分钟以上的体育锻炼，此外，也可以让孩子养成劳动的习惯，如帮忙做家务，还可以尝试一边看电视一边原地踏步、多去公园散步、往返学校尽量步行一段距离等方法。减少看电视、玩游戏、使用电脑等静态活动时间（每天累计不超过2小时）。

运动的同时，保证每天2 000mL以上的饮水量，以白开水为佳。

实在觉得白开水淡而无味？放一片柠檬片或者少量茶叶是可以的。

结语

"管住嘴、迈开腿"是治疗痛风的六字箴言，不仅适用于成人患者，同样适用于青少年患者。平时低嘌呤、低糖饮食，多喝水，适当运动，保持健康的生活方式。家长们，带领宝贝一起管住嘴、迈开腿吧。

第2章

痛风发作有哪些原因

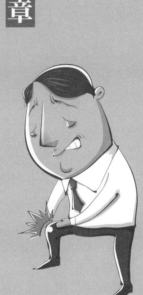

1 高尿酸血症是痛风的罪魁祸首

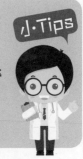

- 尿酸是嘌呤代谢的终产物。
- 尿酸的产生和排泄失衡，过量的尿酸就会在体内存留。
- 痛风发作的根本原因是高尿酸血症及其导致的关节组织局部尿酸钠晶体的析出。
- 高尿酸血症引发痛风发作一般还要有诱发因素的存在。

小·Tips

　　痛风的发生与机体尿酸的代谢密不可分。尿酸是嘌呤代谢的分解终产物，嘌呤又是什么？大家一定知道人类遗传信息的载体是核酸DNA和RNA，而嘌呤就是DNA和RNA的重要组成部分。尿酸的产生依赖于内源性嘌呤的产生和外源性嘌呤的摄入，其中内源性代谢产生的尿酸占80%，外源性食物摄入产生的尿酸占20%，它们都汇入尿酸池，其间约三分之二通过肾脏排出，剩下小部分通过肠道排泄。当身体出现状况如摄入高嘌呤食物过多、先天性代谢酶缺乏、肾功能不全或肿瘤等，即产生和排泄失衡，过量的尿酸就会在体内存留。尿酸是一种较弱的有机酸，当机体处于正常pH值时，约98%的尿酸以尿酸钠水合物的形式存在，尿酸浓度超过420μmol/L（7.0mg/dL）时，尿酸钠水合物超过其血清表观溶解度的极限，则会出现尿酸盐晶体析出。要知道可溶性尿酸盐是不会诱发痛风发作的，只有晶体化的尿酸盐才能促进急性炎症的产生，因此，尿酸盐结晶形成是高尿酸血症发展为痛风的一个关键步骤。超过尿酸盐溶解度阈值后，即血尿酸在体液中处于过饱和状态，此时可有针尖状结晶沉淀并导致炎症发生，因此，高尿酸血症是痛风发作的罪魁祸首。

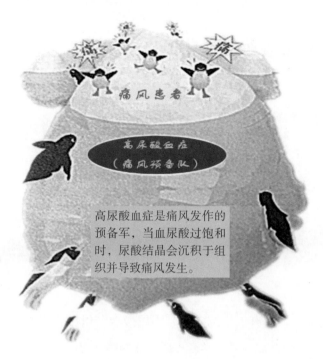

高尿酸血症是痛风发作的
预备军，当血尿酸过饱和
时，尿酸结晶会沉积于组
织并导致痛风发生。

　　虽然痛风发作与高尿酸血症程度呈正相关，但是许多高尿酸血症患者，终生均无急性关节炎发作。有些患者是在高尿酸血症持续多年后，才有痛风发生。相反，少数急性痛风患者，血尿酸浓度却显著低于饱和状态。所以，高尿酸血症引发痛风发作往往还要有诱发因素的存在。

　　痛风发作的根本病因是高尿酸血症及其导致的关节组织局部尿酸盐晶体的析出。尿酸盐晶体可在关节软骨、滑膜及周围组织沉积，作用于沉积部位的中性粒细胞、单核细胞、巨噬细胞、滑膜细胞等，释放多种促炎细胞因子和趋化因子如IL-1β、TNF-α、IL-8等，诱导大量的中性粒细胞浸润到关节腔，并刺激中性粒细胞激活，介导严重的炎症反应。同时，这些晶体还能激活补体活化的经典途径和替代途径，补体激活后，补体活性片段发挥对炎症细胞的趋化作用，导致痛风性关节炎最重要的标识物——中性粒细胞的募集，从而发生关节滑膜血管扩张、通透性升高和白细胞渗出等病理反应，出现关节红、肿、热、痛等症状。

2 高尿酸血症不等于痛风

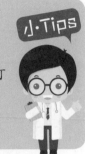

- 高尿酸血症是痛风最重要的生化基础。
- 尿酸盐的沉积是急性痛风发作的必要条件。
- 即使是无症状的高尿酸血症患者，关节、肌腱端等组织亦可出现尿酸盐沉积。
- 高尿酸血症将子弹上膛，环境因素扣动扳机使痛风发作。

小·Tips

早在1876年，便有人推测痛风是因尿酸盐沉积在关节或邻近组织所致。1962年，McCarty和Faires两位学者将尿酸盐晶体注射入自己的膝关节，引发了急性炎症反应，证实了尿酸盐晶体可以诱发痛风的推测。因此，尿酸盐的沉积是急性痛风发作的必要条件，而高尿酸血症是痛风最重要的生化基础。

尿酸盐的沉积和痛风的发作除了受高尿酸血症影响外，还受许多其他因素的影响。研究证实，环境因素（如局部组织pH值、湿度、盐浓度、振动和分子大小）可以影响尿酸盐的沉积和痛风的发作。例如，第一跖趾关节由于处于体循环的最远端，常暴露于外界，处于相对低的温度下，尿酸盐更容易沉淀，因而成为急性痛风发作的好发部位。也有研究发现，夜间（0：00~7：59）痛风发作的次数是白天（8：00~15：59）的2.36倍，提示夜间更容易出现痛风发作。这可能与夜间机体发生的一系列生理变化相关：血清糖皮质激素水平相对较低，使机体抗炎、止痛、排泄尿酸的能力下降；夜间人体处于相对缺水状态，尿酸更易沉积于组织；人体体温较低，更容易使尿酸盐在组织中析出；合并睡眠呼吸暂停综合征的患者在夜间易出现组织缺氧，促进机体核酸代谢，加重高尿酸血症，成为痛风发作的重要诱因。研究发现，一些遗传易感个体更容易出现高尿酸血症。因此，遗传因素也促进了痛风的发生。用一个形象的比喻来形容，就是：高尿酸血症将子弹上膛，环境因素则扣动了扳机。

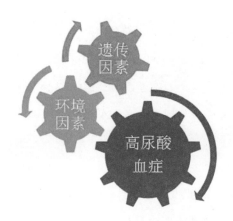

有学者通过超声观察50名无症状高尿酸血症患者发现，第一跖趾关节、股骨头软骨以及跟腱出现尿酸盐沉积的比率依次为25%、17%和15%。该研究提示即使是无症状的高尿酸血症患者，关节、肌腱端等组织亦可出现尿酸盐沉积。尿酸盐的沉积是急性痛风发作的必要条件，但并非所有的高尿酸血症患者都会出现痛风发作，5%～15%的高尿酸血症患者最终发展为痛风。

3 警惕尿酸正常的痛风

小·Tips

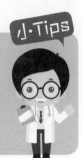

- 痛风发作时检查血尿酸可能是正常的。
- 可能原因为：部分尿酸盐沉积在关节腔，发作时血清中尿酸水平不高；痛风发作引发的应激反应促进肾脏排泄尿酸；疼痛发作期间，患者进食量减少，尿酸的生成随之减少。

高尿酸血症是诊断痛风的前提条件。没错，尿酸升高到一定程度，痛风会发作，或者说，尿酸越高或持续升高的时间越长，也越容易得痛风。

然而，在临床诊疗中，常常遇到一些痛风患者，拿着尿酸正常的化验单找医生咨询，甚至怀疑医生诊断有误。同时，也有一些非风湿免疫专业的大夫直接告诉患者——没有患痛风！

导致以上有关痛风的误区，是由于对痛风的认识不足。大家一般都知道尿酸升高可能导致痛风的发生，但往往忽略了：痛风患者也可能血尿酸正常！

这是为什么呢？原因主要有以下几个方面：①一部分尿酸盐已经从血液中析出来变成结晶沉积在关节腔里，血尿酸水平不一定代表人体真实的尿酸含量。②痛风急性发作期间，疼痛越严重，引发的应激反应就越大，由此引起脑垂体分泌的促肾上腺素也越多，而促肾上腺素有增加肾脏排泄尿酸的作用。③疼痛发作期间，患者食欲受到影响，进食量锐减，自然摄入的高嘌呤的食物也进一步减少，尿酸的生成减少。由于这时候进食嘌呤食物少，尿酸排出多，导致血尿酸化验结果比真实值要偏低，甚至达到正常范围。

因此，只有结合患者的病史、临床症状和体征，再分析检验结果，特别是痛风发作的特点，如关节肿痛来得快、去得也快，往往以单个关节受累为主等特点，才能做出正确的判断。所以，建议痛风患者最好能找风湿免疫专科大夫就诊。

痛风会遗传吗?

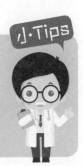

许多人会担心,痛风是否会遗传给孩子呢? 下面,笔者将就痛风与遗传的问题展开讨论。

痛风有遗传倾向

痛风可分为原发性和继发性两大类,而原发性痛风具有一定的家族遗传性。流行病学研究发现,种族和遗传背景是影响原发性痛风和高尿酸血症的重要危险因素,比如新西兰毛利人、中国台湾土著为痛风的高危人群。据报道,10% ~ 20%的痛风患者家族史阳性;如果父母一方患了痛风,子女患痛风的概率为40% ~ 50%;若父母双方均患痛风,子女患痛风的概率则高达75%。因此,若某家系的一级亲属中存在2例或以上痛风患者,该家系中的后代,痛风患病率则会明显提高,需定期检查。但高尿酸血症和痛风的遗传模式非常复杂,具有高度的遗传异质性。遗传因素通过与代谢、环境因素等相互作用,参与尿酸的合成、代谢以及痛风炎症的发生。

遗传因素对痛风的影响

尿酸代谢过程中任何环节出现问题均可导致高尿酸血症,而高尿酸血症正是引起痛风的基础。参与尿酸的合成、代谢的一些酶基因的突变，可导致血尿酸水平升高，从而引发关节炎症及其他系统损害。引起内源性尿酸升高的原因大致可归纳为两大方面——"开源"和"节流"。

"开源"即尿酸的来源增多。尿酸是嘌呤的代谢产物，而肝脏合成的嘌呤与消化道对嘌呤的吸收是体内嘌呤的主要来源。其中，磷酸核糖焦磷酸合成酶1（PRPS1）和次黄嘌呤–鸟嘌呤磷酸核糖转移酶（HGPRT）是尿酸合成代谢的两个最重要的酶，其单基因突变所致的功能异常，是导致尿酸合成量增加的重要遗传因素。"节流"即尿酸排泄障碍和肾脏对尿酸的重吸收增多。肾脏尿酸排泄减少约占原发性高尿酸血症的90%。这往往跟参与尿酸排泄和重吸收的转运蛋白的基因表达相关。另外，碳水化合物（如葡萄糖）、脂类等代谢通路紊乱，也可能间接地影响嘌呤的代谢和尿酸转运。

由此可见，影响血尿酸水平的遗传因素非常广泛，还有可能是多基因间交互作用的结果。目前，除极少数嘌呤代谢酶类缺陷所导致的痛风已经确定是X连锁隐性遗传、家族青少年高尿酸性肾病是常染色体隐性遗传外，绝大多数原发性痛风的遗传方式尚未明确。

遗传并非痛风的唯一病因

痛风虽然有遗传倾向，但这并不等于说父辈有痛风，子女一定会得痛风。痛风的发生除与遗传因素有关外，还受多种因素的影响，包括饮食、性别、年龄、肥胖、环境等。其中，高嘌呤饮食是诱发痛风的重要原因，也是痛风和高尿酸血症的人为可控制因素。因此，痛风患者在关注遗传因素的同时，也应积极、严格控制可控制因素，如改善生活方式，合理饮食，不喝酒、不吃内脏、少吃海鲜、喝充足的水，并在医生的指导下规律使用降尿酸药物。

年轻人痛风，需要警惕基因缺陷

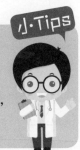
近年来年轻痛风患者的比例不断增加，这其中除了膳食结构、生活方式的因素外，基因缺陷可能是另一重要因素。

目前研究发现基因缺陷可在减少尿酸排泄、增加尿酸生成、促使尿酸在关节内沉积三个方面参与尿酸升高和痛风发作。

减少尿酸排泄的基因

①SLC2A9（编码葡萄糖转运蛋白9）基因突变：主要表达于胎盘和肾脏近曲小管，如果该基因发生突变，使编码的酶活性降低，将导致血尿酸排泄能力降低。②ABCG2（三磷酸腺苷结合转运蛋白G超家族成员2）基因突变：该基因编码的酶是协助血尿酸从肾脏排泄，一旦发生了突变，血尿酸经肾排泄能力下降，导致血尿酸增高。另外，有机阴离子转运蛋白溶质转运家族成员（SLC22A6、SLC22A8、SLC22A11、SLC22A13、SLC22A12）也与尿酸的排泄密切相关。

增加尿酸生成的基因

①MTHFR（亚甲基四氢叶酸还原酶）基因突变：MTHFR的作用是代谢并

清除同型半胱氨酸，当MTHFR C677T基因突变为TT（纯合子突变）时，导致叶酸生成不足，同型半胱氨酸含量相应增加，引起血管内皮损伤，静脉血栓形成，易引发心脑血管疾病，并引起血尿酸异常增高。②HGPRT（次黄嘌呤鸟嘌呤磷酸核糖转移酶）基因突变：HGPRT是嘌呤补救途径中最重要的酶，通过转移5-磷酸核糖焦磷酸的5-磷酸核糖，催化次黄嘌呤合成次黄嘌呤核苷酸及催化鸟嘌呤转化为鸟嘌呤核苷酸；HGPRT功能缺陷导致过剩嘌呤分解成尿酸排出细胞外是血液尿酸浓度升高的重要原因。③PRPS1（磷酸核糖焦磷酸合成酶1）基因突变：PRPS1催化5-磷酸核糖合成5-磷酸核糖-1-焦磷酸，是人类嘌呤和嘧啶核苷酸的从头合成和补救途径中必不可少的环节；有研究在痛风患者的身上发现PRPS酶活性是正常人的2～3倍，该酶超活性导致与X染色体连锁的嘌呤代谢疾病，临床表现为高尿酸血症和痛风。

促使尿酸在关节沉积的基因

有研究提示，SLC2A9基因变异，对尿酸盐晶体在关节腔中蓄积起重要作用，但其具体机制尚有待进一步研究。

此外，中国学者还新发现了3个全新的痛风易感基因*BCAS*3、*RFX*3、*KCNQ*1。它们可能通过参与炎症通路、调控免疫系统等不同的机制参与高尿酸血症进展为痛风的病理过程。

总之，对于痛风遗传基础的研究仍在继续，有助于更好地在病因学的基础上理解痛风，也为在基因层面治疗痛风提供了新的思路。

6 哪些药物可以引起高尿酸血症？

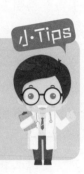
- 一些药物可导致高尿酸血症，如部分利尿药、抗结核药、免疫抑制剂、阿司匹林等。
- 主要的作用机制是通过增加尿酸的重吸收和（或）减少尿酸的排泄，有些药物甚至可以增加尿酸的生成。

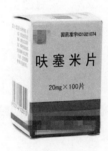
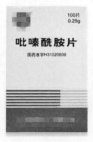
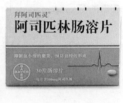

除了酒精和高嘌呤饮食之外，药物在高尿酸血症的形成过程中也发挥着重要作用，主要的作用机制是通过增加尿酸的重吸收和（或）减少尿酸的排泄，有些药物甚至可以增加尿酸的生成。

药物诱导的高尿酸血症和痛风已经成为临床工作中一个比较常见的现象，并且亟待解决，下面让我们来了解一下那些常见的容易诱发高尿酸血症的药物吧。

1 利尿剂

利尿剂是最易引起高尿酸血症的药物之一，主要是指袢利尿剂（如呋塞米）和噻嗪类利尿剂（如氢氯噻嗪），且袢利尿剂对尿酸的影响比噻嗪类大。使用利尿剂数天后即可检测到血尿酸较用药前升高，且与用药的剂量有关，停用利尿剂数月后血尿酸可恢复至基线水平。

祥利尿剂和噻嗪类利尿剂增加血尿酸的机制主要是通过竞争性地结合有机阴离子结合蛋白，增加尿酸在肾近曲小管的重吸收，另外使用利尿剂后血容量降低，细胞外液容积减少，也可刺激尿酸的重吸收。

抗结核药

吡嗪酰胺：不仅可以导致高尿酸血症，还可诱导痛风的发作。治疗剂量的吡嗪酰胺可使肾脏对尿酸的清除率下降>80%。

乙胺丁醇：也可以导致血尿酸水平升高，主要是在用药后的第2～4周，最早可在用药24小时后出现，停用后血尿酸可降至正常。

免疫抑制剂

部分免疫抑制剂的应用，也可以导致高尿酸血症和痛风。

环孢素：一种钙调磷酸酶抑制剂，是导致移植受者发生痛风的最重要的危险因素。其作用机制是增加肾脏近曲小管对尿酸的重吸收；另外，环孢素使肾入球小动脉收缩从而引起肾小球滤过率下降，进一步导致尿酸排泄减少。

他克莫司：另一种钙调磷酸酶抑制剂，也可引起移植受者高尿酸血症，作用机制是减少尿酸的排泄。

咪唑立宾：也可引起高尿酸血症，其机制是抑制鸟嘌呤的合成。常发生在使用后数周，且常常是一过性的。

烟酸

烟酸属于B族维生素，可减少尿酸的排泄、增加尿酸的重吸收及增加尿酸的合成。研究表明，使用3～6g烟酸后高尿酸血症发生的概率为41%～78%。

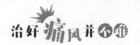

阿司匹林

阿司匹林对尿酸的影响是双向的：低剂量阿司匹林（60～300mg/d）可减少尿酸的排泄，而较高剂量却可促进尿酸排泄。

细胞毒药物

细胞毒药物（如环磷酰胺）可引起肿瘤溶解综合征，这是一种比较常见的肿瘤急症，由于恶性细胞短期内大量破坏、细胞内容物释放所致，特征是三高一低：高钾、高磷、高尿酸和低钙。细胞毒药物诱发的高尿酸血症是最严重的药物性高尿酸血症，常发生于细胞毒药物使用后的2～3天。

以上这些药物均可引起高尿酸血症，您记住了吗？希望下面的表3能帮到您。

表3　引起高尿酸血症的药物

药物种类	代表药物
利尿剂	呋塞米、氢氯噻嗪
抗结核药	吡嗪酰胺、乙胺丁醇
免疫抑制剂	环孢素、他克莫司、咪唑立宾
细胞毒药物	环磷酰胺
其他	烟酸、阿司匹林

7 甲状腺功能紊乱可以引起痛风发作

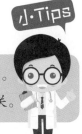

小·Tips

- 甲状腺功能减退症或亢进症的患者可能存在尿酸代谢的异常。
- 血尿酸水平可能与甲状腺激素调节肾小球滤过率（GFR）有关。

甲状腺是人体最大的内分泌腺体，位于甲状软骨下，气管第三、第四软骨环前面，由两侧叶和峡部组成。主要功能是合成甲状腺激素，调节机体代谢活动。甲状腺功能异常是常见的内分泌系统疾病，那么，甲状腺激素能否改变血尿酸浓度，影响痛风的发作呢？

近些年，人们开始关注甲状腺功能异常对血尿酸的影响，因为甲状腺功能异常会对尿酸代谢产生一定的影响，甲状腺功能减退症（甲减）及甲状腺功能亢进症（甲亢）患者均可能存在高尿酸血症。See L-C等人在2014年曾报道甲减、甲亢均与痛风发生有关，Giordano N、Sato A等人的研究中报道甲状腺功能紊乱与高尿酸血症的发生相关，可能的解释是甲状腺激素通过调节肾小球滤过率（GFR）来影响血尿酸水平。甲减降低GFR，甲亢升高GFR，因此甲减患者血尿酸水平升高，甲亢患者血尿酸水平降低。另有部分小型研究表明，甲亢可引起血尿酸水平显著增加。

虽然众多文献中已经描述了甲状腺功能紊乱与肾功能之间的关系，但甲状腺功能障碍以及甲状腺激素替代或抑制治疗后，痛风的发生风险如何尚罕有研究。最近发表的一篇研究分析了痛风发病率与甲减、甲亢及甲状腺激素替代或抑制治疗的关系。研究指出，早期诊断的甲减患者及进行了短期治疗的患者高尿酸血症发生率较没有甲减的对照者高，痛风的发病率亦升高，这与以前的研究报道结果相一致；但甲亢患者的痛风发病率并没有明显降低，

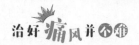

甲亢及其治疗都没有影响痛风的发生风险。至于该结果发生的原因尚不能给出明确的解释，因为影响痛风发生的原因众多，甲亢除了影响肾脏功能外，可能还有心血管代谢方面的因素，具体机制仍需后续探索。

当然，目前还需要更多的大规模临床研究以及机制方面的基础研究去探索甲状腺激素与尿酸之间的关系，为这两种严重影响人类公共健康的疾病制订预防和治疗策略提供依据。

剧烈运动反而诱发痛风

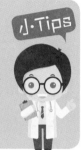

- 剧烈运动引起痛风发作与运动导致乳酸和尿酸生成增加、肾脏排泄尿酸减少等有关。
- 最大摄氧量是指在人体进行最大强度的运动，当机体出现无力继续支撑接下来的运动时，所能摄入的氧气含量。
- 适宜的运动项目和运动负荷有助于防治高尿酸血症和痛风。

笔者在门诊时常会遇到一些病友，前一天打了一场球或者做了健身，晚上睡觉时脚踇趾头就肿痛起来了，查血发现血尿酸升高，原来是急性痛风发作。他们往往纳闷：怎么运动还跟痛风有关系呀？其实运动还真跟痛风有联系，而剧烈运动正是痛风发作的重要诱因。

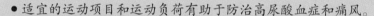

为什么剧烈运动会引起痛风发作

首先，剧烈运动时大量出汗，若没有及时补充水分，可导致肾血流量减低，尿酸和肌酸等排泄减少，使血液中尿酸浓度增高。

其次，剧烈运动时肌肉和关节运动过度，局部缺氧导致糖酵解，产生乳酸堆积。乳酸与尿酸均是酸性物质，一方面竞争性从小便中排出，影响了尿酸排泄，而另一方面，体内因乳酸过多形成酸性环境，使尿酸在关节局部沉积，诱发痛风发作。剧烈运动会使肌肉细胞损坏，使体内嘌呤过多，导致血尿酸升高。

因此，高尿酸血症在运动员中是很常见的，这种现象被称为运动性高尿酸现象，而且这种血尿酸升高的现象恢复并不快，有时候过了24小时还处于高值。尿酸盐结晶析出，并沉积在关节、肌腱周围，便可引起痛风发作。

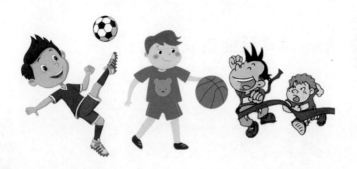

不同运动强度对痛风的影响

看到这里，读者可能会疑惑，怎样的运动才算是剧烈运动，才会容易引起痛风发作呢？那痛风患者还能进行运动锻炼吗？

通俗来讲，剧烈运动是"无氧运动"，需要消耗大量的氧和水分，使人体力透支。剧烈运动对每个人的标准不尽相同，当你心跳达到每分钟120次以上，感觉呼吸困难、唾液黏稠时，就表示你的极限到了。另外，一些使你感觉急速喘气的运动，比如足球、篮球、快跑、举重、腹肌运动、伏地挺身、马拉松等需要耗费大量力气、瞬间发力的运动，都属于剧烈运动。剧烈运动后可出现一过性高尿酸血症，易诱发痛风。

然而，并非所有的运动都会使血尿酸升高导致痛风发作。有学者对5名高尿酸血症患者进行强度为30%～40%最大摄氧量、时间为20～40分钟、频率为1周3次的有氧运动，结果发现患者血尿酸值均出现了显著下降。国内也有学者对痛风患者进行运动干预，结果显示痛风发作次数明显减少，血糖和血尿酸下降。另外，适当的运动也有利于控制体重，减轻关节负重，而在运动过程中增加水摄入，也有利于促进尿酸排出。

由此可见，运动对于高尿酸血症和痛风来说是把"双刃剑"，剧烈运动会诱发痛风发作，而适宜的运动项目和运动负荷有助于防治高尿酸血症和痛风。因此，建议痛风患者应避免剧烈运动，而应适当进行中小强度的有氧运动，如慢跑、散步、游泳、瑜伽等。

9 为什么清淡饮食后仍会得痛风?

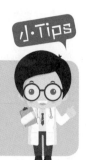

小·Tips

- 饮食并非痛风发作的唯一诱因。
- 绝大多数患者即使通过控制饮食降低尿酸，离尿酸达标要求还差很远。

"我平时饮食清淡，为什么还会得痛风？"，这是痛风患者常常会问的一个问题。事实上，大部分人都简单地认为，高嘌呤饮食才会引起痛风，避免以上因素，尿酸可降低到正常，痛风可自愈。清淡饮食在治疗痛风的过程中，当然占据了十分重要的地位！但是，高尿酸血症、痛风本身就是遗传因素、生活方式和环境共同作用引起的嘌呤代谢紊乱的一组疾病，清淡饮食并不代表能绝对避免痛风发作。

清淡饮食是否可以降低尿酸?

答案是肯定的。单纯控制饮食是否可以治愈痛风？答案却往往并非如此。绝大多数痛风患者的基础尿酸值都在500～800μmol/L甚至更高。但是，成人痛风患者尿酸控制的目标上限是多少呢？360μmol/L或者更低（合并痛风石患者，指南推荐300μmol/L以下）。

那么，严格低嘌呤饮食可以降多少尿酸呢？2017年美国风湿病学会年会分享的一项研究表明，严格低嘌呤饮食1个月，能够降低的尿酸幅度在40～120μmol/L。目前国际上仍没有针对此的系统研究，而真实世界中，绝大多数痛风患者即使严格控制饮食，但尿酸下降程度有限，离推荐的持续尿酸达标要求还差很远。也就是说，即使是极其严格低嘌呤饮食，身体依旧会源

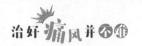

源不断地产生嘌呤，代谢成尿酸。

不吃海鲜不吃肉，常吃素食和饮料，竟也会得痛风?

痛风高危患者总是被呼吁着要减少嘌呤的摄入，然而却常常忽略了一个事实：除了嘌呤，痛风患者还要注意果糖。

流行病学调查发现，以美国为代表的发达国家在过去几十年痛风的发病率大幅增加，和工业化果糖广泛应用——果糖的过量摄入显著相关。大量研究表明：果糖进入人体，可以导致血尿酸增高。

现代社会，各种加工副食——甜饮料（包括果汁、可乐等含糖饮料）、糖果、糕点等是果糖最丰富的来源，也就是说吃海鲜时就着甜饮料丝毫不比啤酒对痛风患者的危害小。

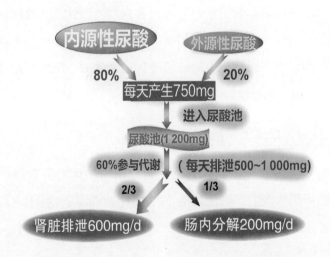

所以说，不吃海鲜少吃肉，常常食用加工食物（如汽水、烘烤的食物、果酱、罐装食物等），也会引起痛风。控制住高嘌呤饮食，但是没有控制果糖的摄入，也会导致痛风。

⬛ 肥胖和痛风如影随形，那么肥胖是怎么引发痛风的呢？

国内外的不少研究都显示：BMI越高，患高尿酸血症的可能性越大。肥胖者过多的脂肪，可以从许多方面影响体内的嘌呤、尿酸代谢，包括：腹部脂肪的蓄积增加了新陈代谢中核酸的总量，从而导致尿酸合成增加；脂肪会分解为脂肪酸，促进肝脏合成尿酸和甘油三酯，使血尿酸和血脂升高；最后，脂肪酸代谢产生的酮体等，会减少肾脏对尿酸的排泄。

⬛ 不胖的素食主义者，也可引起痛风？

在部分饮食清淡、体型消瘦的痛风病友中，遗传的因素/基因缺陷可能是引起痛风的罪魁祸首。基因缺陷相关的痛风原因主要有两方面：一是遗传因素，这种往往有相关家族史；另一种基因缺陷则往往无相关家族史，这时可考虑是否存在基因突变。目前研究已发现一些基因缺陷，会影响嘌呤代谢以及尿酸排泄的各个环节，导致高尿酸血症和痛风。

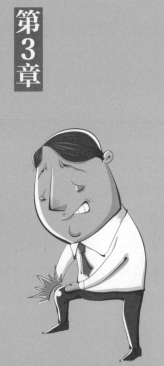

第3章

痛风让关节很受伤

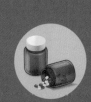

女人最痛是生娃，男人最痛是痛风

小·Tips

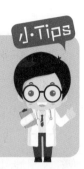

- 男人最高级别的疼痛是痛风。
- 痛风会使人情绪低落，觉得活着真没有意思。
- 痛风是黑暗世界里逃出来的魔鬼，他张牙舞爪地咬住你的关节不松口。

　　国际上VAS评分法把疼痛分为0～10分：0分是无痛；3分以下是轻微疼痛；4～6分时患者疼痛并影响睡眠，但尚且能够忍受；7～10分是患者渐有强烈的疼痛，难以忍受。女人分娩的疼痛达到了最高级别10分。产妇的喊声响彻整个产房，疼到虚脱，母亲这两个字也因此更加伟大。男人无法想象女人在产房里撕心裂肺时承受的疼痛，那对于男人而言，能到达最高级别的疼痛是什么呢？答案是：痛风。哪怕他的性格如何坚毅，他也许都会被痛风折磨到眼泪在眼眶里打转。常说男儿有泪不轻弹，痛风痛起来，眼泪是想忍也忍不住的！

　　66岁的黄先生10年前第一次痛风发作，据他回忆，当时疼痛最先出现在右脚第一跖趾关节，睡了一觉起来之后疼痛加剧，只能勉强扶着床沿才能下床站立，更不用说自己走去医院看病了，还是儿子背着去到医院的。53岁的林先生，痛风已经有20多年了，尿酸最高达到700μmol/L，现在他的双膝关节已经无法完全伸直了。他很无奈地告诉我，当痛风发作的时候他连呼吸都觉得痛，甚至在2013年的一次发作中痛得昏了过去，可把他的家人吓坏了。32岁的毛先生，有痛风的家族史，爷爷、父亲和哥哥也饱受痛风的折磨，他说痛风发作起来有时会痛出眼泪，最近这半年发作的频率开始变得密集起来，

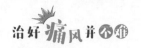

甚至达到了一个月两次。患病以来，他的情绪开始慢慢变得低落，剧烈的疼痛有时会让他觉得活着真没意思。

痛风常常发生在夜里，它会将你从美好的梦境里拉回来，然后疼痛像魔鬼一样猖狂，越演越烈，或是撕裂样，或是刀割样，或是噬咬样，无论你如何变换姿势，或是一动不动地保持静止，它都不能缓解一丝一毫，让你辗转反侧，无法入眠。痛风就像是有人拿着锤子狠狠地敲打着你的关节；像是感觉到无数根银针往你的关节里扎；像是把你的关节架在火上烤。就像英国漫画家詹姆斯·吉尔雷所画的那幅画，痛风是黑暗世界里逃出来的魔鬼，他张牙舞爪地咬住你的关节不松口。真正亲身经历过痛风带来的疼痛的人就会知道，这是一种如何可怕的梦魇，一想到它便会浑身冒出冷汗。痛风是生命中无法承受之痛。

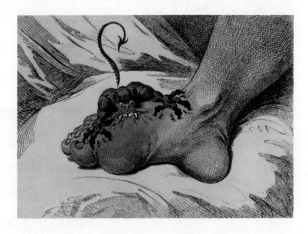

女人最痛是生娃，男人最痛是痛风。痛风和分娩，当之无愧并列天下第一痛，痛风就是有如此的可怕。它影响着你的正常生活，还一点一滴侵蚀着你对生活的热情和信心。

2 痛风夜间发作有哪些隐情?

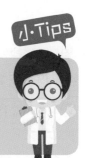

小·Tips

- 痛风常在夜间、清晨发作。
- 这与夜间糖皮质激素水平较低、相对缺水、人体外围温度较低、缺氧等相关。

相信不少痛风患者都曾有过这样的经历:在半夜,特别是下半夜,睡得正香时突然因关节剧痛而被痛醒,痛得撕心裂肺、大汗淋漓,持续不能缓解,这便可能是痛风急性发作了。痛风典型发作常出现于深夜,疼痛进行性加剧,一般在12小时左右达高峰,呈撕裂样、刀割样或咬噬样,难以忍受;受累关节及周围组织红、肿、热、痛和功能受限。很多人会疑惑:为什么痛风总爱在夜间发作呢?白天控制良好的痛风为什么夜间会突然发作?怎样做才能尽量减少/防止痛风半夜发作呢?痛风夜间发作的原因总结起来大致有以下几点,且听笔者一一道来。

夜间糖皮质激素水平较低,抗炎、止痛、排泄尿酸的能力下降

要知道,糖皮质激素具有强大的抗炎作用,临床上,不仅在急性发作时使用可快速缓解疼痛,还能用于预防痛风发作。而平时,我们体内的肾上腺是可以分泌糖皮质激素的,但肾上腺分泌糖皮质激素具有明显生理昼夜节律,早晨6～8点为最高峰,而到了凌晨0～2点达到最低水平,因此夜间糖皮质激素分泌的减少使得白天蠢蠢欲动的痛风发作有了可乘之机。

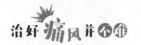

夜间人体处于相对缺水状态，尿酸更易沉积

痛风的急性发作主要是由于体内尿酸浓度过高，超过溶解限度而析出形成尿酸盐结晶，并沉积于关节和周围组织所致。漫漫长夜，人体可通过呼吸、皮肤等多种途径丢失水分，而又不能及时饮水，此时机体便处于相对脱水状态，使得血液浓缩，尿酸的浓度随之升高，从而尿酸盐结晶析出、聚集并沉积在关节和周围组织，诱发痛风急性发作。因此，可在睡前喝一杯水。当然，这也要适量，勿因饮水过多导致起夜次数过多，影响睡眠而适得其反，因为睡眠不佳也是痛风急性发作的常见诱因。此外，还应注意卧室环境不能太干燥，特别是冬天或者生活于北方的患友，可在卧室中配置加湿器，床边可准备一杯水，以便随时饮用。

夜间人体外围温度较低

尿酸盐易溶于碱性溶液，pH＞7.0时溶解度很高。正常体温下，血尿酸浓度＞420μmol/L时可形成尿酸盐结晶，而当温度低于30℃（四肢温度可较低），血液中尿酸浓度达300μmol/L时就可析出尿酸盐结晶。由此可见温度对于尿酸溶解度的影响之大。夜间入睡后，机体的新陈代谢速度远远低于白天，体温也相对低，此时血尿酸浓度更容易达到饱和，尿酸盐结晶更容易析出并沉积于关节，导致痛风急性发作。因此，睡觉时要注意四肢保暖，尤其夏天时勿将空调温度设置太低，避免风扇直接对着吹。

缺氧

超重或肥胖的痛风患者常同时患有睡眠呼吸暂停综合征，表现为睡觉时打鼾，并伴随反复出现的呼吸暂停，严重时可导致机体血氧浓度降低。为了应对组织缺氧，人体的核苷代谢会增加，从而产生大量内源性嘌呤，嘌呤代谢生成大量尿酸，进而导致尿酸升高，引起痛风发作。因此，有打鼾症状的痛风患者应采取措施矫正，睡觉时可通过侧卧位或半俯卧位，使用较低的枕头以保持鼻腔通畅。严重者可佩戴矫正器，手术矫正或经鼻持续正压通气，肥胖患者还需加强锻炼，合理减肥。

　　总而言之，大家想要减少痛风夜间发作，不仅需做好以上干预措施，还应注意低嘌呤饮食和规范服用降尿酸药物。只有这样，痛风才能得到满意控制，病友们夜间才能安稳地睡上一觉。

无缘无故大脚趾痛应高度警惕痛风

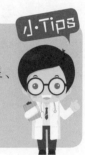
　　一般情况下，痛风患者口中的"大脚趾"是指第一跖趾关节。为了让大家理解方便，本文中所讲的"大脚趾"均代表第一跖趾关节。

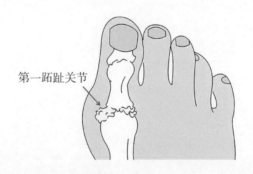

第一跖趾关节

　　大脚趾位于肢体末端，局部承重大、运动多、血运差、氧含量低，因此特别容易受损。另外，由于大脚趾含有丰富的末梢神经，对疼痛的敏感度高于其他部位，因此不论是什么原因，大脚趾痛的感觉都是会让人"印象深刻"的。作为日常生活中的常见现象，有些大脚趾痛呈一过性，有些则为持续性疼痛，甚至会导致行走困难，严重影响生活质量。因此，快速明确诊断并缓解疼痛，是患者的共同心愿。

　　那么，除了有明确原因如外伤、长期负重/站立、穿高跟鞋、感染等导致的大脚趾痛，不明原因的大脚趾痛应该考虑哪些因素呢？

荷兰的Laura B.E. Kienhorst医生进行了一项研究，纳入159例第一跖趾关节疼痛的患者，并进行了为期6年的随访研究，在末次随访时，77%的患者诊断为痛风，8%的患者为骨关节炎、类风湿关节炎等，15%的患者为一过性单关节炎。研究者发现，与非痛风的患者相比，痛风患者多具有以下临床和实验室特点：男性，既往有关节炎疾病、痛风病史、高血压和（或）心血管疾病，使用利尿剂、心血管相关药物或降压药物，饮用啤酒，体重指数（BMI）$>25kg/m^2$，血尿酸$>349.7\mu mol/L$、血肌酐$>105.2\mu mol/L$、肾小球滤过率$<60mL/（min \cdot 1.73m^2）$、C反应蛋白$>1mg/L$。该研究表明，第一跖趾关节痛诊断为痛风的可能性较大。

第一跖趾关节肿痛可以是急性痛风的典型表现，第一跖趾关节也常常是最早出现肿痛的关节。研究发现，56%～78%的痛风患者初始表现为第一跖趾关节肿痛。因此，建议大家在遇到不明原因的大脚趾痛时，要高度警惕痛风的可能。

痛风好发于哪些关节？

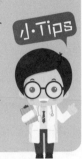

——我一开始只是大脚趾（第一跖趾关节）那里肿痛，怎么后面会跑到膝盖、脚踝呢？

——痛风竟然也会引起腰痛？

——我痛风很多年了，之前一直都是脚上痛，这两天手背和手腕突然肿痛起来了，也是因为痛风吗？

经常有痛风病友问笔者以上问题。说起痛风，大家对其印象最深刻的，恐怕就是突然出现的大脚趾红肿、疼痛，但其实痛风累及的关节不仅限于大脚趾。一般而言，首次发作多数仅是下肢单关节肿痛，而随着得病时间越长，发作次数越多，受累的关节越多，症状持续时间也会越来越长。一开始往往只是痛风急性发作，若未进行合适的诊治，到后来可慢慢变成慢性关节炎、痛风石形成，重者甚至出现关节破坏而导致残疾。那痛风好发于哪些关节呢？下面将为您一一介绍。

首先介绍的是第一跖趾关节——痛风最常发生的关节。56%～78%的痛风患者第一次痛风发作的表现便是第一跖趾关节红、肿、痛。而在临床中很多患者对自己痛风发作的描述也常常是夜间或凌晨突然间出现大脚趾刀割般的剧痛。至于为什么痛风如此偏爱第一跖趾关节，详见本章"2. 痛风夜间发作有哪些隐情"和"3. 无缘无故大脚趾痛应高度警惕痛风"。

此外，膝关节、踝关节、跗骨关节（足背）、肘关节也是痛风发作的好发部位。马亚等对就诊于北京协和医院痛风门诊的358例痛风患者进行资料分析，发现初次发作累及右侧第一跖趾关节最常见，占36.7%，其次是左侧，占30.6%，23.3%累及踝关节，其余受累关节包括膝关节、肘关节等，约占9.4%。多关节受累与长病程相关。

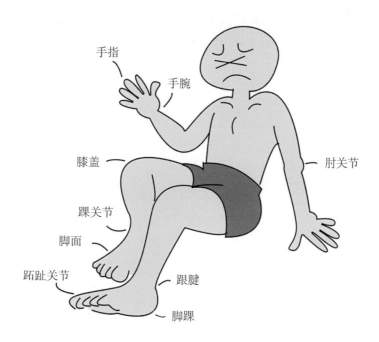

手指
手腕
膝盖
踝关节
脚面
跖趾关节
跟腱
脚踝
肘关节

另外，痛风也可累及腕关节、手指关节，且双手关节亦为痛风石的多发部位。但应注意的是，当出现腕关节和手指关节肿痛时，除了痛风外，也应排查类风湿关节炎等其他风湿免疫病。而有极少数痛风患者，也可累及到胸锁关节、髋关节、骶髂关节或脊柱关节，但其症状往往不典型，对于这种罕见累及的关节，极易误诊。因此，临床医生需结合患者病史，如疼痛反复发

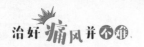

作、血尿酸升高、对秋水仙碱敏感等特征，结合影像学检查（如关节超声、CT、双能CT、核磁共振等）结果进行鉴别诊断，必要时可采用关节镜和病理检查协诊。

总而言之，虽然痛风初始发作常常仅累及第一跖趾关节，但随着病程延长，可发展为慢性痛风性关节炎，并逐渐累及全身多个关节，甚至可导致残疾，严重影响日常生活和工作。因此一旦患上痛风就应引起重视，改善生活方式，及时就医，在医生的指导下，控制血尿酸水平。

第4章

痛风和高尿酸血症可引起许多严重的并发症

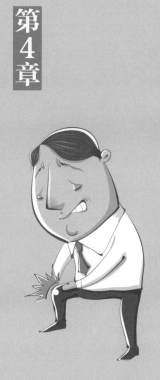

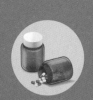

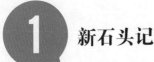 **新石头记**

——"痛风石"的前世今生

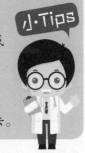

- 病程越长，痛风石越常见。
- 血尿酸水平越高，痛风石分布越广泛。
- 除肝、脾、肺及中枢神经系统外，几乎所有组织中均可形成痛风石。
- 痛风石破溃后常难以愈合。
- 治疗痛风石包括：规律治疗痛风、应用尿酸酶、手术等方法。

痛风石是什么

部分痛风患者如果没有规则接受合适的治疗，血尿酸持续或反复升高，在身体很多地方会出现尿酸钠结晶大量沉积于软组织，引起慢性炎症并诱导周围出现纤维组织增生并进而包裹沉积的尿酸钠晶体，从而逐渐形成一种硬度不一、大小各异的结节，它们可软如海绵，也可坚如磐石，可小如芝麻，也可大如鹅蛋，这种结节就是所谓的"痛风石"，也称为"痛风结节"。痛风石是痛风的特征性表现。

痛风石的流行病学情况

总的来说，血尿酸水平越高，病程越长，痛风石的发生率就越高。有报道表明，血尿酸值在540μmol/L以上的患者，约5%可见痛风石。从痛风首次发作到形成痛风石的时间为4～42年，平均11.6年。病程越长，痛风石越常见，病程<5年者发生率约为10%，5～20年者为55%，>20年者为75%；血尿酸水平越高，痛风石分布越广泛，血尿酸<600μmol/L的患者痛风石多为单发，当血尿酸>660μmol/L时多可见广泛痛风石分布。

痛风石的发生部位

除肝、脾、肺及中枢神经系统外，几乎所有组织中均可形成痛风石（图1至图3）。最常见的部位为关节内及其附近，如耳郭、第一跖趾关节、前臂伸面、指关节、腕关节、肘关节及膝关节等，这些部位的痛风石一般较易被发现。少数患者痛风石可出现在一些特殊的部位如鼻软骨、舌、声带、眼睑、阴茎、心肌等，极少数出现于躯干部如肩、胸、腹、背、腰、臀等，这可能与不同部位血液循环不同及人体体温分布梯度不同有关。此外，内脏也可发生痛风石，主要见于肾脏实质，有时也可见于输尿管和膀胱。

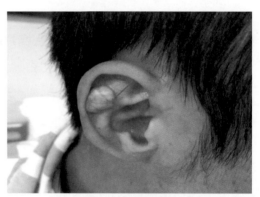

图1 耳郭痛风石

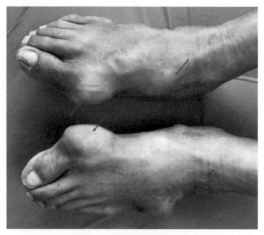

图2 双足多发痛风石

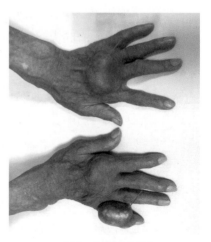

图3 双手痛风石

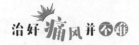

痛风石的危害

痛风石逐渐增大后，常常会使局部皮肤膨胀、紧张，加上尿酸盐结晶的侵蚀作用，使其抗牵拉性明显下降，一旦因摩擦、受冻以及创伤等原因便容易发生溃烂形成瘘管，且因为尿酸盐结晶的刺激，瘘管周围呈慢性炎症性肉芽肿，加上破溃处由于血液循环差，往往难以自行愈合。发生在手足肌腱附近的结石，常影响关节活动，严重时可侵袭骨质导致骨骼畸形，甚至骨折。此外，在肾脏，还有一种特殊类型的痛风石，即尿酸性结石，有研究表明，痛风患者其肾结石的发生率较正常人高约200倍，达35%～45%，其中大部分为尿酸性结石，这种痛风石多可随尿液流出，但当痛风石较大时也可致肾绞痛、血尿、尿路感染等。少数患者可因大量的痛风石阻塞了肾小管，或巨大的结石阻塞输尿管而引起肾盂积水甚至肾功能衰竭。

痛风石如何治疗

（1）规则治疗痛风　饮食控制、减重、多喝水、碱化尿液、使用降尿酸药物，将血尿酸水平控制在持续达标范围（<300μmol/L）。

（2）应用尿酸酶　对顽固性高尿酸血症、结节性痛风、痛风伴尿结石效果较好，能够在短时间内降低尿酸，但缺点是稳定性低、血浆半衰期短、抗原性较强、易产生过敏反应。

（3）手术治疗　如果痛风石不大，不影响脏器功能，不必手术治疗，但当患者存在痛风石影响关节功能或压迫神经、尿酸盐侵蚀使指（趾）坏死、痛风石致关节畸形、巨大肾脏痛风石时可考虑行手术治疗。

（4）伤口处理　因痛风伤口的特殊性，若痛风石较小，可勤换药以保持局部创面的清洁，加快伤口的愈合。若较大的痛风石破溃，范围广、破溃时间长者，往往很难自行愈合，可给予负压引流或行手术切除治疗。

警惕！小心痛风"伤肾"

>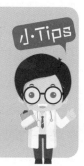
> ● 当体内血尿酸水平升高时，尿酸会形成尿酸盐结晶，通过肾脏排泄时容易沉积在肾组织，造成肾脏损害。
> ● 痛风引起的肾脏损害早期不易察觉。
> ● 痛风引起的肾脏损害包括痛风性肾病、尿路结石、急性梗阻性肾病和急性肾功能衰竭等。

　　虽然痛风对身体的主要损害是关节及其周围组织，但绝不仅仅局限于关节，其他器官尤其是肾脏，同样会被"深深地伤害着"。

为什么痛风会"伤肾"？

　　正常成人每日通过饮食和体内新陈代谢产生的尿酸约有750mg，这些尿酸中有1/3（200～300mg）会经肠道分解代谢，而剩下的2/3（400～600mg）都会经肾脏排泄，从而维持体内尿酸水平的稳定。当体内血尿酸超过一定水平时，尿酸会形成尿酸盐结晶，通过肾脏排泄时容易沉积在肾组织，造成肾脏损害。

痛风会引起哪些肾脏损害？

痛风性肾病

　　又称为尿酸性肾病，是痛风患者最常见的肾脏损害。它是血液中尿酸盐浓度增高达到过饱和状态，尿酸盐结晶沉积于肾脏而引起病变。其中男性更为多见，男女之比约为4∶1，发病高峰在50岁左右。痛风性肾病主要是尿酸盐结晶沉积于肾间质和肾小管中，导致肾小管上皮细胞坏死、肾小管萎缩、管腔闭塞、间质纤维化，进而肾单位毁损。这种变化是十分缓慢的，所以痛风性肾病往往在早期不易被察觉。因为早期可能不会出现临床症状，或者仅表现间歇、轻度的肾区酸痛，而一般的尿常规检查无法发现。一旦发生腰痛、夜尿明显增多、浮肿，或者血肌酐明显升高，出现持续性蛋白尿、尿密度降低等现象时，肾功能损害常常已经到了中晚期，部分患者甚至只能靠透析或肾移植维持生命。

尿路结石

当尿酸盐结晶不断沉积在肾集合管、肾盂肾盏及输尿管时，便可形成尿路结石。痛风患者肾结石的发生率为35%～40%，比正常人高200倍。而且当血尿酸＞714μmol/L（12mg/dL）或尿尿酸排出＞6.6mmol/L（1 100mg/dL）时，超过半数患者会出现肾结石。如果结石比较小（＜1cm），部分患者通过多饮水，或可随尿液排出而不出现症状；若结石较大，则可引起肾绞痛、血尿及尿路感染，甚至尿路阻塞。

急性梗阻性肾病和急性肾功能衰竭

由于尿酸结晶在肾小管、肾集合管、肾盂肾盏及输尿管内沉积，致使尿路阻塞，进而发生急性梗阻性肾病甚至急性肾功能衰竭（图4）。这主要见于血尿酸重度升高的患者。

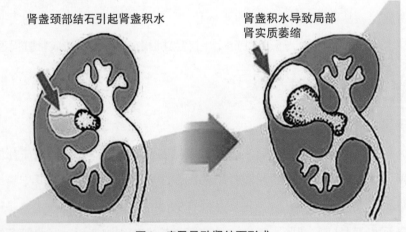

图4　痛风导致肾结石形成

痛风患者该如何"护肾"?

首先，要改善生活方式，注意合理饮食，不喝酒、不吃内脏、少吃海产品，并且补充充足的水分。然后，仅仅"管住嘴"还不够，抑制内源性尿酸才是关键。食物中的嘌呤在体内代谢生成的尿酸仅占人体尿酸总生成量的20%，而人体新陈代谢产生的尿酸（内源性尿酸）则占尿酸总生成量的80%，因此，一定要遵医嘱坚持服用降尿酸药，减少内源性尿酸的生成。另外，需要注意的是，有部分降尿酸药的作用机制是促进尿酸从尿液中排泄的，有可能会导致尿酸盐结晶沉积增加，因此应常规检查尿常规、肾功能和泌尿系统超声，若存在肾脏或泌尿道结石或肾功能较严重受损时应避免使用此类药物。

因此，对于痛风患者，尤其是病程较长的患者，一定要有预防肾损害的意识。因为痛风引起肾脏损害往往需要比较长的一段时间，所以出现肾损害前积极降尿酸治疗，才是防止以上情况发生的关键。痛风患者应做到"管住嘴、迈开腿、多喝水"，以及在医生指导下坚持规律治疗。

痛风与心血管疾病不得不说的二三事

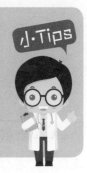

- 高尿酸血症与肥胖、高血压和高脂血症等心血管危险因素相关。
- 痛风/高尿酸血症的患者发生冠心病和心肌梗死的风险明显增加。
- 痛风/高尿酸血症可增加心血管事件死亡风险。

研究发现，痛风患者常常伴有腹型肥胖、高脂血症、糖尿病、高血压、冠心病及其他心脑血管疾病。有人可能不禁会问，痛风会引起心脏病吗？下面我们将为您扒一扒痛风与心血管疾病不得不说的二三事。

痛风/高尿酸血症与心血管危险因素相关

研究发现，在心血管风险较高的人群中，如男性、绝经后女性、肥胖、高血压、糖尿病、血脂异常等，高尿酸血症更为常见。日本一项纳入9 914例患者的队列研究发现，高尿酸血症组较非高尿酸血症组2种或2种以上心血管危险因素共存率更高（63.8% vs 43.2%），表明高尿酸血症与肥胖、高血压、高脂血症等心血管危险因素相关。而且高尿酸血症患者，无论男性还是女性，都容易出现心血管危险因素的聚集。更有研究表明，合并高血压的高尿酸血症患者比血压正常的高尿酸血症患者痛风发生率高3倍！

高尿酸血症还与2型糖尿病关系密切，这可能跟胰岛素抵抗及糖代谢异常有关；而反过来，高血尿酸水平也可能通过损伤胰岛β细胞而诱发糖尿病。有研究证实，部分患者通过减肥和改善胰岛素抵抗，可降低尿酸水平，甚至减少痛风急性发作的频率。

痛风患者为何受心血管疾病偏爱？

许多研究已经证实，痛风/高尿酸血症的患者发生冠心病和心肌梗死的风险明显增加，并且在校正肾功能、代谢综合征、利尿剂的使用和常见心血管病风险后，仍未降低这部分人的心肌梗死风险，提示痛风/高尿酸血症是心血管事件的独立危险因素。

尿酸通常隐匿于血液中，并通过血液运转于身体的各个部位。时间久了，过量的尿酸便对血管产生了危害，比如出现动脉硬化甚至阻塞，从而增加了心脑血管病的罹患概率。如血管损害发生在心脏，则可引起冠心病、心肌梗死、充血性心力衰竭等；若发生在脑血管，则可出现头痛、头昏、手脚麻木等症状，严重时还会造成脑梗死、脑出血，甚至死亡。目前，高尿酸血症已明确为缺血性心脏病、卒中、外周动脉病和肾功能衰竭的危险因素，也是心力衰竭患者预后不良的预测因子之一。

痛风合并心血管疾病真"要命"

有人认为，痛风只是一种关节病，痛的时候止止痛就够了，但其实痛风也是可以"致死"的。痛风患者常见死亡原因包括尿毒症以及并发严重心脑血管疾病、感染、恶性肿瘤等，尤其是年龄较大的痛风患者（＞55岁），其死亡的主要原因往往为合并心血管疾病，而不是肾脏疾病。有研究发现，在校正年龄、性别、吸烟、饮酒、体重、体重指数、腰围、血压、心血管疾病史、肾小球滤过率、胆固醇水平和血糖水平等因素后，血清尿酸水平是心血管疾病患者死亡的独立预测因子。2015年一篇Meta分析结果亦提示，痛风患者因心血管疾病死亡的风险是普通人的1.29倍，而因冠心病死亡的风险为普通人的1.42倍。由此可见，"小小"痛风的破坏力是不容忽视的。

小结

目前，国内外的医学界均已广泛认识到，痛风/高尿酸血症与心血管疾病的发病率和死亡率密切相关，尤其是原本就患有高脂血症、糖尿病的痛风患者，更是容易发生心血管疾病，一定要引起高度重视！因此，痛风患者一定要及时到正规医院接受检查和治疗，积极防治痛风，控制血尿酸水平，从而降低心血管疾病发生的风险。

痛风可引起脑血管疾病

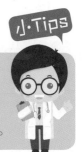

小·Tips

- 并发脑血管疾病可能是压垮痛风患者的最后一根稻草。
- 痛风患者发生脑血管疾病的风险增加。
- 控制尿酸、治疗痛风及其合并症可降低脑血管病的发生风险。

近年来，脑血管疾病的发病率逐年上升，严重影响患者的生活质量甚至危及生命。对于痛风而言，脑血管疾病是常见的并发症之一，甚至可能是压垮患者的最后一根稻草，引其坠入痛苦的深渊。

什么是脑血管疾病？

脑血管疾病泛指脑部血管的各种疾病，包括脑动脉粥样硬化、血栓形成、血管狭窄及闭塞等，最终可能引起脑组织的缺血和（或）出血，导致患者感觉和（或）运动障碍，严重者危及生命。脑血管意外又称脑卒中，也就是一般老百姓所说的"中风"。它是急性发病的脑血管疾病，病残率和病死率均高，目前已经成为老年人三大死因之一。

痛风患者发生脑血管疾病有多常见？

根据一项在英国进行的大型流行病学研究，痛风患者发生脑血管疾病的风险是非痛风患者的1.39倍。虽然说男性更容易出现痛风合并脑血管疾病，但值得注意的是，女性痛风患者在绝经以后发生脑血管疾病的风险已与男性无区别。

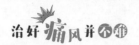

为什么痛风患者发生脑血管疾病常见？

首先，痛风的基础为高尿酸血症。长期的高尿酸血症可导致尿酸盐沉积于血管，从而激活中性粒细胞及诱导血小板聚集，引起炎症反应并直接损伤血管。其次，部分痛风患者随着病程延长，不同程度地出现肾功能不全，导致体内毒素不能排出体外，对血管及脑组织均有不良影响。再次，痛风患者常合并冠状动脉粥样硬化性心脏病、高血压病、糖尿病及肥胖症，这些疾病也是脑血管疾病的高危因素。最后，痛风患者由于关节肿痛反复发作，经常使用非甾体抗炎药和（或）糖皮质激素，而这些药物也使脑血管疾病乃至脑血管意外的发生风险显著上升。

避免脑血管疾病，痛风患者该怎么办？

第一，规律而有效的降尿酸治疗可降低痛风患者脑血管疾病的发生率，特别是以别嘌醇和非布司他为代表的黄嘌呤氧化酶抑制剂的应用得到了更多的证实。有研究提示别嘌醇可将痛风患者脑血管意外发生风险降低一半，而随着别嘌醇用量的增加，脑血管意外的发生率更是随之进一步下降。另外也有研究提示非布司他降低痛风患者脑血管意外的发生率可能更优于别嘌醇，虽然两者差别并无统计学意义。第二，合理治疗冠状动脉粥样硬化性心脏病、高血压病及糖尿病等并存病，也有助于痛风患者避免脑血管疾病。

总之，脑血管疾病是痛风患者常见而又严重的并发症，而降尿酸治疗对避免脑血管疾病乃至脑血管意外的发生均有帮助。

5 痛风患者恶性肿瘤发生概率升高?

小·Tips

- 少数研究表明，痛风与肿瘤发生的风险增加相关，特别与男性前列腺癌的发生风险增加相关。
- 痛风与肿瘤发生的关系仍需要更多研究来阐明。

高尿酸血症是代谢异常性疾病，其可继发痛风，以发作性关节肿痛为表现，还可继发肾损伤，加重冠心病和高血压，诱发或加重糖尿病等。近年研究指出痛风可能加速肿瘤进展，增加癌症患者的死亡风险。另外，本无高尿酸血症的癌症患者，又可因为多种原因导致尿酸水平升高，故对恶性肿瘤患者的高尿酸血症的及时控制、治疗十分重要。

痛风与肿瘤共舞——跨越百年的教训

一百多年前，英国国王学院医院曾经在柳叶刀杂志上报道过一则痛风与恶性肿瘤并患、全身见大量痛风石的病例。

患者名Shadrach，68岁，既往体健，嗜酒（啤酒、麦芽酒等）史30余年。50岁始患痛风，之后的六七年间，痛风从一年发作1～2次逐渐变频。58岁时，手指痛风石沉积严重，不可书写，之后病情发展迅速，累及肘关节，饮白兰地以缓解疼痛，自觉有效。数年来服秋水仙碱治疗。68岁时，患者病情发展至双侧尺骨、腕关节、肘部出现大量痛风石，周身关节疼痛，痛风石沉积部位皮肤可伴溃疡。后来患者出现咳嗽、气短、肺部湿啰音、尿痛，伴阴茎肿大变形，有硬癌表现，并于当年（68岁）死亡。尸检结果显示：全身多发关节大量尿酸盐沉积，左肺上叶核桃大小恶性肿瘤，肝左叶3处较小恶性肿

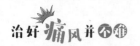

瘤，脾下部边缘见不规则肿块，阴茎大量癌细胞浸润，尿道前部部分完全堵塞。患者嗜酒史漫长，体内高尿酸环境，继发痛风且症状严重，在其出现轻微肺部症状后的第33日死亡，尸检发现体内多处肿瘤转移灶。经过分析，撰文者提出高尿酸环境提高肿瘤进展、转移可能性的假设。

无独有偶，1994年在一项针对日本患者的研究中，Kolonel等发现体内高水平尿酸会增加前列腺癌的发病率，提出了高尿酸血症的致癌可能性。在2007年的一项研究中，Alexander等进而提出，高尿酸血症患者患癌症后的病死率是一般癌症患者病死率的1.4倍。而"高尿酸血症可能是致癌过程的早期表现"这一观念则由Bofftta等在2009年提出。

痛风是否会增加肿瘤的发病率？

痛风除了会引起肾损伤，加重冠心病和高血压，诱发或加重糖尿病，还可能加速肿瘤进展，增加癌症患者的死亡风险。在既往的临床观察研究中，早在1984年就有人提出高尿酸与恶性肿瘤致死率有重大相关性。2012年台湾一项纳入694 361名痛风患者的研究发现，痛风患者发生肿瘤的风险是正常人的1.15倍，发生前列腺癌的风险是正常人的1.71倍。目前为止，体内高尿酸环境对癌症的发生、发展的作用大小、作用机制尚未被阐释清楚。但痛风患者持续的慢性炎症和高尿酸血症状态很可能在其中扮演着重要角色。对于非癌症患者，改善、纠正体内高尿酸环境对降低癌症发生的概率极为重要。而对于已有原发高尿酸血症或痛风的癌症患者，需定期检测并及时纠正高尿酸，以尽可能降低癌症患者的死亡率。

6 痛风竟可导致阳痿

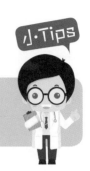

- 部分痛风患者性生活不和谐可能源于痛风。
- 痛风患者更容易罹患勃起功能障碍。

性生活不和谐源于痛风?

前段日子，欧先生因为痛风来看病。交流发现，他患有痛风已经有十多年，由于没怎么治疗，痛风反反复复发作，身上还长出了不少痛风石。进一步了解发现，欧先生还饱受勃起功能障碍（阳痿）的困扰，平时夫妻性生活并不和谐。性生活的不给力，让欧先生苦不堪言。勃起功能障碍和痛风是两个不同系统的疾病，看似毫不相关，那么，他们真的没有关系吗?

痛风是否会导致勃起功能障碍?

最近发表的一篇文章纳入了5个相关研究，包含56 465名痛风患者（平均年龄49.11岁）和155 636名无痛风的正常对照（平均年龄48.76岁）。通过分析发现，痛风患者更容易罹患勃起功能障碍，概率是正常对照的1.44倍，而且不同年龄段的痛风患者罹患勃起功能障碍风险均增加。

勃起功能障碍可以分为器质性勃起功能障碍和心因性勃起功能障碍。痛风既可以导致器质性勃起功能障碍，也可以引起心因性勃起功能障碍。研究发现，痛风患者发生器质性勃起功能障碍的概率是正常人的1.52倍，发生心因性勃起功能障碍的概率是正常人的1.18倍。痛风患者如果合并慢性肾病、

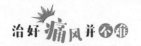

糖尿病、高脂血症、抑郁或焦虑等疾病，发生勃起功能障碍的风险则更高。

积极治疗痛风，才能更"性福"

临床上因为痛风导致勃起功能障碍的现象并不少见，常常让痛风患者很苦恼。然而，在寻求痛风治疗过程中，痛风患者往往只注意到关节肿痛的症状和血尿酸水平，而忽视了痛风可能带来的对性功能的影响；或者由于羞于启齿，而没有跟医生提到这个问题。现实生活中，有不少痛风病友也像欧先生一样，一直没有控制好痛风病情，出现勃起功能障碍，给生活带来严重的影响。欧先生的经历给痛风病友敲响了警钟，告诫我们痛风发作时，要及时前往风湿免疫科就诊，积极治疗痛风，控制好血尿酸水平，防患于未然，才能更"性福"。

7 痛风非小事，可导致过早死亡

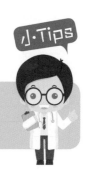

小·Tips

- 痛风可以导致多器官系统损害。
- 痛风患者较健康对照死亡风险增加。

痛风长期发作后尿酸盐晶体可沉积于肾脏组织，而并发慢性肾脏病，痛风性肾病近年发病率增高，并渐成为终末期肾脏病的重要病因之一，且往往因持续进展而需要透析治疗。不仅如此，痛风导致出现心脑血管并发症及死亡等的例子更是逐年增加。

早年痛风引起过早死亡的现实已被公认，那么随着现代医学的进展，近年来痛风引起过早死亡的情况是否有改善？2018年年初，Mark Fisher教授等在*Annals of the rheumatic diseases*杂志发表了一篇文章，分析了1999—2014年英国痛风患者的死亡率趋势。本研究采用了英国总人口的电子病历数据库，选取1999—2014年间诊断痛风的病例，分为早年（1999—2006年）和近年（2007—2014年）2个时段进行队列研究。每个时段选取病例，分成痛风组和健康对照组。在调整了混杂干扰因素后，研究比较了前后2个队列的死亡率及危害比来评估近年来的痛风相关早期死亡情况。

研究发现，早年（1999—2006年）死亡率为痛风组每年29.1/1 000人vs健康组每年23.5/1 000人，近年（2007—2014年）死亡率为痛风组每年23.0/1 000人vs健康组每年18.8/1 000人，相应的危害比分别为1.25（95% CI：1.21～1.30）和1.24（95% CI：1.20～1.29）。

这项英国普通人群队列研究结果显示，直至2014年，近年痛风的发生及预后情况均无明显改观，这意味着对痛风及其合并症的管理还需要进一步加强。

第 5 章

痛风是这样确诊的

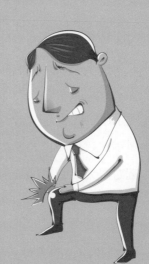

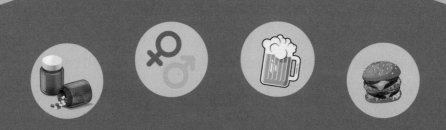

1 痛风患者应该做哪些检查?

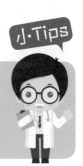

- 血尿酸是判断痛风的基本指标。
- 其他检查如炎症指标、影像学检查对痛风的诊断和鉴别诊断有重要意义。

痛风的自然病程包括3个阶段:无症状高尿酸血症期,急性痛风性关节炎期以及慢性痛风性关节炎期。对于普通的痛风患者,关注最多的就是血尿酸值了,但其实不同时期检查内容不尽相同,建议大家可咨询专科医生。现在给大家介绍一下痛风患者临床常见的检查。

① 体液检查

(1)血尿酸 高尿酸血症是痛风发作重要的生化学基础,血尿酸的检查有助于临床医生判断患者是否为痛风。

(2)尿尿酸 限制嘌呤饮食5天后,每天尿酸排出量>3.57mmol,可认为尿酸生成增多。

(3)炎症指标 血常规、血沉和C反应蛋白。急性发作期,外周血白细胞、中性粒细胞和血小板计数可升高,血沉增快,C反应蛋白升高。此时需要与感染相鉴别。

(4)代谢性相关指标 原发性痛风患者,多具有代谢综合征的多项特征,例如:高血压、高血脂和高血糖。因此可查血脂、血糖、糖化血红蛋白以及胰岛功能。

(5)相关脏器损害的指标 痛风患者未坚持规范治疗,血尿酸长时间升高，有可能在肾脏形成结晶，可导致痛风性肾病，也有可能形成肾结石，最终影响肾功能。可查肾功能、尿常规、尿蛋白或尿微量白蛋白以及肾小球滤过率等，以明确有无痛风性肾病。

（6）相关鉴别诊断的抽血检查　如果患者关节炎发作特点不典型，需要与类风湿关节炎、脊柱关节炎、感染性关节炎等鉴别，可以考虑行类风湿因子、抗CCP抗体、抗核抗体和HLA-B27等检查。

（7）关节液晶体分析（详见本章"2.痛风诊断的金标准是什么？"）

影像学检查

（1）关节影像学检查　关节X线检查（图5）。急性期可表现为非特征性软组织肿胀。慢性痛风性关节炎患者X线可见骨质侵蚀破坏，关节面不规则，特征表现为虫蚀样、穿凿样圆形或弧形的骨质透亮缺损。

关节B超检查（图6，图7）。典型表现有：①痛风石形成，表现为无回声边缘的低至高回声不等的不均质软圆形团块，周围可见无回声晕环。②双轨征，即软骨钙化边缘与骨皮质本身形成的平行线，表现为附着于关节软骨表面的线性强回声。双轨征是由于尿酸盐结晶沉积于透明软骨产生的，是尿酸

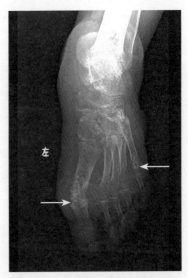

图5　关节X线片（箭头所示为骨质破坏）

盐晶体最典型的沉积形态。③关节腔内强回声点，表现为关节积液中局限性的高强回声点或滑膜上的高强回声悬浮颗粒，可呈现关节腔内独特的"暴雪征"改变。

关节双源CT检查（详见本章"3.工欲善其事，必先利其器——双源CT和超声在痛风诊断中的应用"）。

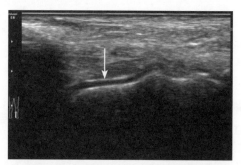

图6　关节B超（箭头所示为双轨征）

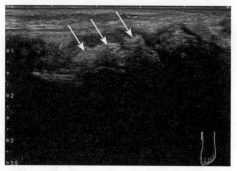

图7　关节B超（箭头所示为痛风石形成）

（2）泌尿系统影像学检查　慢性痛风性关节炎患者需警惕合并肾脏损害。痛风性肾病，超声检查可显示肾脏缩小，皮质变薄。尿酸性肾结石，超声检查可见尿路结石，及由于结石导致的肾盂扩张、肾积水。

2 痛风诊断的金标准是什么?

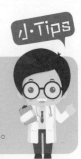

- 偏振光显微镜在关节液中找到单钠尿酸盐晶体作为诊断痛风的金标准。
- 偏振光显微镜还可用于诊断其他晶体性关节炎,如假性痛风。

偏振光显微镜是一种光学研究设备,通过将普通光改变为偏振光对样品进行镜检,以鉴别物质是单折光性抑或双折光性(图8)。由于双折光性是晶体的基本特性之一,所以偏振光显微镜被广泛应用在矿物及化学检测等领域,在生物学研究中也有应用。在医学领域,偏振光显微镜用于观察体液、细胞乃至组织中是否存在晶体,以及通过晶体的形态推测其成分。

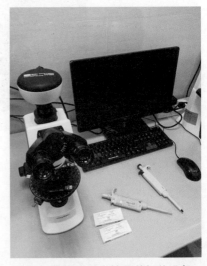

图8 偏振光显微镜及其相关设备

1997年美国风湿病学会的急性痛风性关节炎分类标准,以及2015年9月美国风湿病学会与欧洲抗风湿病联盟联合更新的痛风分类标准,都独立地提出关节液中找到单钠尿酸盐晶体作为诊断痛风的金标准。

尿酸盐晶体是怎样的呢?

通过标准关节腔穿刺术,将痛风患者的关节液从急性发作的肿胀关节中抽出,然后涂在载玻片上放入偏振光显微镜观察,可能发现大量双折光性针状物（图9A），部分晶体可被白细胞吞噬而残存于细胞内（图9B）。这些"美丽"的晶体即为尿酸盐晶体。

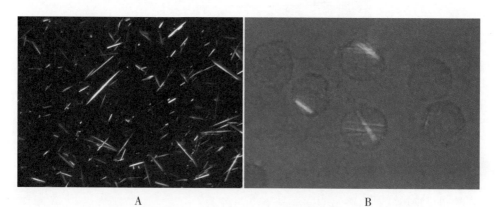

A   B

图9　痛风患者关节液偏振光显微镜检查图像（×400）

A. 游离的单钠尿酸盐晶体；B. 处于白细胞内的单钠尿酸盐晶体

　　然而，部分痛风患者可由于其病情的原因，或关节腔穿刺及实验员操作不当从而未能在关节液中发现尿酸盐结晶。有些风湿免疫科未配备偏振光显微镜，从而未能确定关节液中是否存在尿酸盐结晶。在这个时候，需要结合分类标准中的临床表现条目综合考虑患者是否为痛风。

偏振光显微镜的作用就是诊断痛风？

　　当然不是。偏振光显微镜的世界是绚丽多彩的，在风湿免疫科除了用于诊断痛风以外，还用于诊断其他晶体性关节炎，如假性痛风等。此外，对于不典型炎症性关节病的鉴别诊断，偏振光显微镜也有其重要的作用。具体临床工作中，偏振光显微镜可观察到的相对常见的物质有以下几种。

　　（1）焦磷酸钙晶体　关节液中发现焦磷酸钙晶体是诊断假性痛风的重要依据。偏振光显微镜下焦磷酸钙呈弱双折光性长菱形晶体，数量稀少，所以要求实验室人员往往需仔细观察整张玻片才可得到结论（图10）。

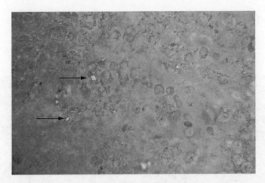

图10 假性痛风患者关节液中的焦磷酸钙晶体（×200）（箭头所示）

（2）胆固醇晶体 偏振光显微镜观察关节液偶可发现扁平的层状晶体，它的角呈缺口状，这些是胆固醇晶体（图11）。

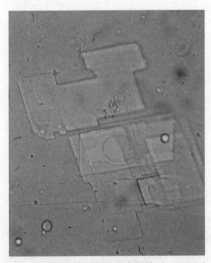

图11 关节液中的胆固醇晶体（×400）

（3）聚乙烯髋臼杯脱落物 髋关节置换术后部分患者可能形成假体周围囊肿而需要再次接受手术治疗，而囊肿内容物通过偏振光显微镜检测可发现双折光性条索状物质，此为聚乙烯髋臼杯脱落物（图12）。

总之，偏振光显微镜对痛风的诊断有极其重要的意义，同时也有助于鉴别其他关节疾病，相信该设备日后能造福更多风湿病患者。

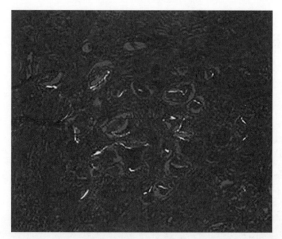

图12 髋关节置换术后假体周围囊肿病理组织偏振光显微镜检测图像（×400）

3 工欲善其事，必先利其器

——双源CT和超声在痛风诊断中的应用

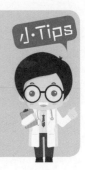

- 双源CT能够识别尿酸盐结晶和其他成分。
- 痛风石＞2mm，双源CT方能识别。如果尿酸盐沉积体积过小，会出现假阴性。
- 痛风性关节炎在超声下的特征性表现有双轨征、痛风石、聚集体和骨侵蚀等。

　　尿酸盐晶体沉积是痛风的特征性表现，也是诊断痛风的重要影像学依据。X线和常规CT是诊断痛风性关节炎经典的影像学方法，但它们仅能显示关节结构的改变，对于早期无结构改变的痛风诊断价值有限。而核磁共振虽能显示痛风性关节炎的积液、骨侵蚀、痛风石形成等表现，但特异性不高，且价格昂贵，扫描时间长，并没有得到普遍应用。如今超声和双源CT在痛风的早期诊断及病情评估中运用得越来越多，它们到底有哪些优缺点呢？且听笔者一一道来。

　　双源CT是利用相互垂直的2个X线球管发出的两种不同能量的X线对组织结构进行同步螺旋扫描，然后通过探测器接收后对不同能量等级下所采集到的物质密度的衰减信息进行分析，其能够准确并特异地识别尿酸盐结晶（绿色）和其他成分（比如钙）。

　　相比X线及普通CT，双源CT能准确显示关节解剖结构，且不同组织成分（特别是深部组织）显示不同颜色，能三维立体扫描出尿酸盐的沉积（图13）。此外，双源CT检查迅速、无创，能发现早期无临床症状的尿酸盐沉积。且双源CT是一项客观性比较高的检查，不依赖操作者的水平，检测结果判读准确。有研究发现，双源CT发现尿酸盐晶体沉积对痛风性关节炎诊断的敏感性为78%，特异性为93%，双源CT检测痛风石的阳性率远高于体格检查。

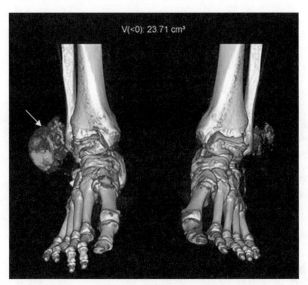

图13 双源CT尿酸盐沉积（箭头所示）

但同时，在临床过程中，也会存在假阴性或假阳性的情况，比如双源CT技术所发现的痛风石常需＞2mm，如果尿酸盐沉积体积过小，就无法发现，因此出现了假阴性。除此之外，双源CT不能有效评价关节内部结构（包括肌腱韧带、软骨、滑膜、神经、皮下组织等），且辐射量较大，检查费用也相对昂贵，医院配备率较低，对于急性发作的患者具有一定的限制性。

超声成像是利用超声波的物理特性和人体组织声学参数进行的成像技术。与双源CT、核磁共振相比，超声具有价廉、无辐射、操作方便、可重复检查等优点。

痛风性关节炎在超声下的表现有双轨征、暴雪征、痛风石、聚集体和骨侵蚀等。而通过超声检查我们不仅可以在关节内发现这些现象，还可以在周

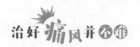

围肌腱、肌肉、神经、皮肤及皮下组织找到。除此之外，相对X线而言还可以看到关节炎性渗出、滑膜增生以及痛风关节旁的一些改变（比如腱鞘炎、软组织炎、滑囊炎等），且超声辐射量小，检查费用相对较低，操作仪器便携，现在运用得越来越广泛。

尿酸盐结晶在不同组织中的超声表现不同（图14），因为超声是一项人为评估的检查操作，所以检测结果依赖操作者的水平，可能存在一定的误差，且操作者在操作过程中无法检测到探头未探及的部位，就难以做出全面的评估。

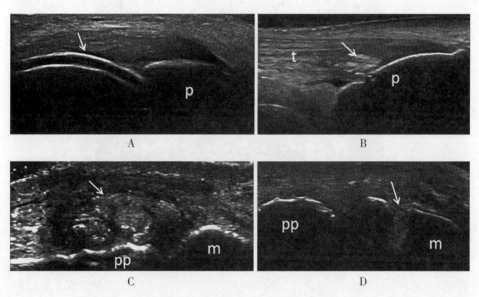

图14　超声提示尿酸盐沉积（箭头所示）
A. 双轨征　B. 聚集体　C. 关节内痛风石　D. 骨表皮连续性中断

双源CT和超声均可用于痛风患者的早期诊断，患者可根据医生的建议、自己的病情及经济情况做出选择。

痛风最新的分类标准

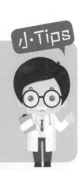
小·Tips

● 美国风湿病学会与欧洲抗风湿病联盟在2015年发布了痛风新的分类标准。

● 包括临床症状、实验室检查、影像学特征，总分23分，得分≥8分即可诊断为痛风。

在门诊经常有患者会问"医生，我关节痛，是痛风吗？""我尿酸高，我脚酸痛是痛风吗？"，医生通常会经过详细的问诊、查体及实验室检查来给出患者答案。那么到底有哪些关节痛才是痛风呢？

美国风湿病学会与欧洲抗风湿病联盟在2015年发布了痛风新的分类标准。专家指出关节滑囊或是痛风结节穿刺找到单钠尿酸盐结晶即可诊断痛风。对于外周关节出现过肿胀、疼痛及压痛的患者，但未进行关节、滑囊或痛风结节穿刺的患者，可以通过临床症状、实验室检查、影像学特征三个方面进行评估计分，总分23分，得分≥8分即可诊断为痛风。

临床症状

临床特点：当受累关节（出现过红肿、疼痛或压痛的关节）为踝关节或足中段关节记1分；当受累关节为第一跖趾关节时记2分。

发作时关节特点：当发作时如果受累关节出现表面皮肤发红、明显压痛或是活动受限时，每1个特点记1分，累计共3分。

发作时间特点：如果疼痛发作在24小时内达到了峰值、无论是否有过抗炎治疗疼痛在14天内可缓解或是2次发作间期疼痛能够达到完全缓解，满足这三点中的两点，即被认为是一次典型的发作，记1分。

痛风石的临床证据：痛风石为皮下结节，常见于耳郭、关节、双肘鹰嘴突滑囊、指腹、肌腱，表面皮肤菲薄且覆有较多血管，皮肤破溃后可向外排出粉笔屑样尿酸盐结晶。出现痛风石时记4分。

实验室检查

血尿酸水平：血尿酸的水平应在痛风发作4周后（即发作间期）且还未行降尿酸治疗的情况下进行检查，有条件者可重复检测（计分取检测的最高值进行评分）。血尿酸水平<240μmol/L（4mg/dL）记-4分，360~480μmol/L（6~8mg/dL）记2分，480~600μmol/L（8~10mg/dL）记3分，≥600μmol/L（≥10mg/dL）记4分。

显微镜：发作关节或滑囊的滑液中未找到尿酸盐结晶时记-2分；如未进行关节穿刺检查，则该项记0分。

影像学特征

发作关节或滑囊在超声下表现有双轨征或是双源CT有尿酸盐沉积均为尿酸盐沉积的影像学证据，记4分。

手或足的X线检查有至少一处骨侵蚀是痛风相关关节破坏的影像学证据，记4分。

如未进行上述影像学检查，则该项记0分。

从以上诊断标准可以看出，痛风不仅是反复发作的急性关节炎，而且是一种慢性疾病。关节穿刺和尿酸盐晶体检测仍然是诊断痛风最准确的方法，但我们可以根据其形成的生理基础及后期的慢性改变多方面进行评估来诊断。由于痛风具有高度异质性，对于一些特殊类型的痛风患者，则更需临床医师的综合诊断。

5 痛风引起的关节痛应
与其他疾病引起的关节痛相鉴别

- 很多疾病可以存在关节肿痛症状，有时候甚至酷似痛风发作，容易被误诊误治。
- 询问病史很重要，详细了解患者关节痛的部位、性状、有无诱因、发作规律、持续时间、既往检查和治疗的过程，还有细致的体格检查，以及结合各项检验检查结果进行分析，才有可能得出正确的诊断。

小·Tips

关节肿痛是风湿免疫病中最常见的临床表现之一。临床上常常会遇到许多患者因关节肿痛前来就诊。很多疾病可以存在关节肿痛症状，有时候甚至酷似痛风发作，容易被误诊误治，因此有必要对不同类型的关节肿痛进行鉴别，以达到准确的判断以及避免误诊误治。下面将简单介绍几种容易与痛风混淆的疾病。

类风湿关节炎

多发生于20~40岁或绝经后女性。症状表现为四肢近端小关节对称性肿痛，伴明显晨僵。可逐渐引起关节畸形、强直、功能丧失、行走困难、肌肉萎缩（图15），甚至瘫痪，还常常伴有关节外的症状，化验可见类风湿因子水平升高、抗CCP抗体阳性。

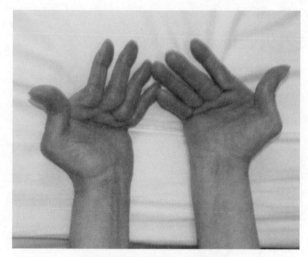

图15　类风湿关节炎手部表现

骨关节炎

本病多见于50岁以上人群。主要累及膝、髋等负重关节以及手指远端指间关节。活动时关节痛加重，可有关节肿胀、积液，通常无游走性疼痛。大多数患者血沉正常，类风湿因子阴性。X线示关节间隙狭窄、关节边缘呈唇样增生或骨疣形成。

假性痛风

又叫焦磷酸钙沉积病。中年或老年患者易发，因关节软骨钙化所致，好发于膝关节，也可见于髋关节、肘关节、腕关节、踝关节、肩锁关节及肩关节等，发作常呈自限性，持续1天至几周可自行缓解。X线可见软骨呈线状钙化或关节旁钙化。如关节内抽出关节液，在偏振光显微镜下可发现双水焦磷酸钙晶体。

风湿性关节炎

风湿性关节炎是与链球菌感染有关的变态反应性疾病。多见于青少年，起病前1~4周常有溶血性链球菌感染如咽炎、扁桃体炎，常表现在大关节，如膝、踝、肘、腕等关节的游走性关节炎，并有发热、皮下结节和皮疹等表现，常常伴有心肌及瓣膜损伤。抗链球菌溶血素O水平升高。

感染性关节炎（化脓性关节炎）

主要为金黄色葡萄球菌所致，可发现原发感染病灶（如败血症、外伤后感染等），多发生在大关节，并伴有高热、畏寒，关节腔穿刺液呈渗出性，涂片镜检可见细菌，无尿酸盐结晶，抗风湿药物治疗无效。

脚踇趾外翻

女性患者长期穿高跟鞋或不合适的鞋子会导致脚踇趾向其他各趾方向偏斜，而踇趾根部的跖骨头明显突出。另外，第一跖趾关节局部也会红肿、疼痛，容易误诊为痛风，结合血尿酸以及X线片检查不难诊断。

复发性风湿症

本病多见于30~60岁人群，男女发病机会均等。常突然发病，多于傍晚开始，无前驱症状。膝、肩、腕、肘、踝及跖趾等关节较易累及，可单发或多关节受累，一般不对称。关节表现为肿胀、僵硬、疼痛，通常在几小时内达到高峰，大部分关节的伸侧面皮肤呈暗红色或鲜红色。一般无全身症状，偶尔扪及皮下小结节，但较快消失。一般1~3天内症状缓解，最长不超过1周。间歇期内无任何症状。发作无明显的规律性，多者可1周发作几次，少者一年发作1~2次。多数患者常反复发作，部分病例可发展为典型的类风湿关节炎。

银屑病关节炎

本病亦以男性多见，常表现为非对称性侵犯远端指（趾）关节，且约有

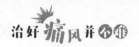

30%患者血尿酸含量升高，故需与痛风鉴别。多数患者关节病变发生于银屑病之后，病变多侵犯指（趾）关节远端，半数以上患者伴有指甲增厚凹陷或呈脊形隆起，X线指（趾）末节可呈"铅笔帽"样改变，关节症状随皮损好转而减轻或随皮损恶化而加重。

强直性脊柱炎

本病好发于中青年男性，主要表现为反复腰背痛，夜间或晨起时明显，活动后减轻。但部分患者可以在起病初期出现单一膝或踝关节肿痛，需与痛风相鉴别。

鉴别以上疾病，首先询问病史很重要，详细了解患者关节痛的部位、性状、有无诱因、发作规律、持续时间、既往检查和治疗的过程，还有细致的体格检查，结合各项辅助检查，包括验血、关节液化验、X线、超声、CT（必要时可查双源CT）甚至核磁共振等，综合分析，尽可能避免误诊、漏诊。

6 痛风也有"假的"（一）
——假性痛风

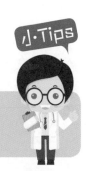

- 假性痛风是焦磷酸钙沉积病；
- 光学显微镜下可见双水焦磷酸钙结晶。

　　我们常说的痛风，其实仅仅是晶体诱导的关节病的一种。晶体在关节和软组织中沉积，会导致关节和关节周围软组织的炎症和损伤。其中，尿酸盐结晶沉积导致的发作性关节炎就是痛风。而由双水焦磷酸钙结晶沉积所引起的关节炎，称为焦磷酸钙沉积病（CPPD），由于该病症状和体征均与痛风十分相似，极易被误诊为痛风，因此也形象地称其为"假性痛风"。

　　那痛风和假性痛风到底怎么鉴别、诊断与治疗呢?

　　首先来看下面一个病例。

　　王大爷70多岁了，全身多个关节发作性肿痛30多年，往往突然起病，疼痛剧烈，关节呈红、肿、热、痛的表现，最常发生于膝关节，较常见的还有髋、踝、肩、肘、腕等大关节，偶尔累及指（趾）关节，但很少侵犯大踇趾，且常为单关节急性发作。曾在外院诊断为"痛风"，但反复多次查血尿酸均未见升高。间断服用中药及小剂量泼尼松，关节肿痛仍反复发作。1年前，他右肩关节症状再发，这次疼痛症状加剧，出现活动障碍，严重地影响了生活，遂来医院就诊。王大爷有吸烟嗜好，平时也喜食海鲜。入院体格检查心、肺、腹无明显异常。左膝关节前伸及右肩关节外展、外旋受限，有压痛，且关节红肿。

　　实验室检查：血、尿常规未见明显异常；血尿酸408μmol/L，查肝、肾功能和电解质、血糖正常，血沉29mm/h，C反应蛋白15mg/L、类风湿因子正常，抗CCP、AKA、APF等抗体阴性。X线片示双膝关节间隙钙化影（图16）；左膝关节行穿刺化验，关节液镜下可见散在短粗棒状晶体（图17）。

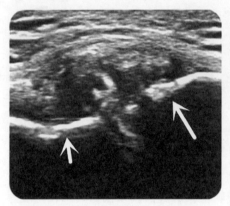 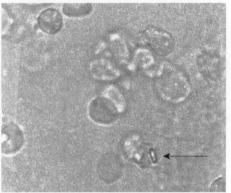

图16　双膝关节间隙钙化（箭头所示）　　图17　双水焦磷酸钙短粗棒状晶体（箭头所示）

　　诊断：焦磷酸钙沉积病（假性痛风）

　　上述病例给我们的启示是：王大爷有多关节疼痛、吸烟、喜食海鲜等高嘌呤食物、出现类似急性痛风性关节炎发作时，临床上除注意考虑痛风发作的可能外，也需警惕假性痛风的可能，尤其是在患者发作部位不典型的时候则更加需要鉴别。假性痛风性关节炎更易累及如髋、肘、膝等大关节，发作时的症状体征与痛风及其他晶体诱导的关节炎十分相似，主要表现为关节痛、滑膜炎伴关节压痛、关节肿胀；也可表现出全身性的症状，如发热、乏力、白细胞增多、急性期反应物升高（血沉和C反应蛋白）。从临床症状上很难区分二者，多数情况下需要进一步完善血液学和影像学检查。

　　典型的假性痛风受累关节，可在X线下观察到软骨钙化。若还是无法鉴别，则需进行关节穿刺取滑液镜检。双水焦磷酸钙结晶在光学显微镜下可表现为针状、短粗棒状、长菱形或平行六边形晶体。即使是这样，由于关节发现晶体阳性率并不高，并且相当一部分患者的关节X线表现并不典型，导致诊断、鉴别诊断较困难。而关节超声若能发现软骨内存在与骨面相平行的强回声线，则对该病的诊断有重要提示作用。

那么，该怎么治疗假性痛风呢？

治疗原则：①缓解急性期症状；②寻找并消除急性发作的诱因；③积极治疗合并症；④急性期缓解后进行康复运动。

急性滑膜炎的治疗：可进行局部关节引流冲洗、关节腔内注射糖皮质激素；也可以给予非甾体抗炎药、糖皮质激素或秋水仙碱口服。

慢性关节炎治疗：可根据病情酌情选择包括羟氯喹、甲氨蝶呤、白介素-1受体拮抗剂和肿瘤坏死因子α拮抗剂等药物。与痛风不同的是，假性痛风不能通过降尿酸治疗溶解关节晶体，难以达到长期控制或逆转的目的。而个体基因的易感性、晶体沉积的范围、关节退化的程度以及是否合并多种基础病，均可影响假性痛风的预后。因此，当患者出现关节肿痛时，应尽早就医，在医生的指导下接受准确的诊断与治疗，才能迅速缓解自己的病痛，获得较好的预后。

7 痛风也有"假的"（二）

——假假性痛风

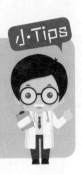

小·Tips

- "假假性痛风"又称羟基磷灰石结晶病，它是碱性磷酸钙结晶沉积病的一种。
- 羟基磷灰石结晶病以大关节受累为主，最常见的受累部位是肩关节的滑囊、肌腱和韧带。

上一篇我们介绍了"假性痛风"，这次咱们介绍另一种酷似痛风的晶体性关节炎：假假性痛风。

"假假性痛风"又称羟基磷灰石结晶病，它是碱性磷酸钙结晶沉积病的一种，其发病率较"痛风"及"假性痛风"要少得多。因其在临床表现上与痛风、假性痛风较为相似，有时甚至难以鉴别，故称其为"假假性痛风"。

临床表现

羟基磷灰石结晶病多见于老年人，其患病率随年龄增加而升高。与痛风不同的是，羟基磷灰石结晶病以大关节受累为主，最常见的是肩关节的滑囊、肌腱和韧带，以右侧为著，其他依次为髋、肘、腕及膝关节。根据结晶沉积的部位不同，临床表现也存在差异（表4）。

表4 假假性痛风不同结晶沉积部位相应的临床表现

沉积部位	临床表现
皮下	急慢性的炎症反应，皮肤表面溃疡，继发感染，压迫周围组织导致坏死，影响周围器官组织的功能
关节旁组织	急性钙化性关节旁炎症，慢性关节旁组织疼痛或功能障碍等
肌腱或关节囊	急、慢性肌腱炎或关节囊炎，局部疼痛，活动障碍等
关节内	急性滑膜炎，严重的骨关节炎，老年人的破坏性关节炎等

辅助检查

从以上临床表现可以看出假假性痛风、痛风与假性痛风的症状区别主要在于假假性痛风常有肩关节受累；但若是主要累及小关节的病变，则三者很难通过临床症状相鉴别，辅助检查包括关节滑液检验和X线检查有助于进一步明确是哪一种疾病。

假假性痛风的治疗

（1）药物治疗 碱性磷酸钙沉积所造成的急性关节炎或关节旁炎症，可用非甾体抗炎药治疗，用量与急性痛风相同。秋水仙碱治疗也有一定疗效。与治疗其他结晶沉积性疾病一样，抽吸关节液后再注入糖皮质激素效果较好。在慢性期患者，每天以小剂量的非甾体抗炎药治疗，疗效亦较好。

（2）物理治疗 与其他所有亚急性和慢性关节炎一样，热疗和运动对维持关节活动度和减轻症状都有重要作用。

（3）手术治疗 对于存在大量的关节旁结晶沉积、保守治疗效果不佳者，可进行外科手术移除结晶沉积物。

最后，我们再总结一下痛风、假性痛风以及假假性痛风这三种易混淆疾病的基本特点（表5）。

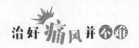

表5　痛风、假性痛风、假假性痛风的鉴别

	痛风	假性痛风	假假性痛风
性别	男多于女	男多于女	女多于男
年龄	中老年	老年	老年
受累关节	跖趾、指间、掌指	跖趾、指间、掌指	肩、膝、髋、脊柱
发病特点	骤然，午夜至凌晨，有间歇期	可急性发作，凌晨，有自限性	有时加重
疼痛程度	剧烈	较重	有时重
滑膜液检查	尿酸盐结晶，负性强双折光	CPPD结晶，正性弱折光	羟基磷灰石结晶，无折光
X线检查	骨呈凿孔样	软骨钙化	肌腱等钙化
血尿酸	升高	正常	正常
秋水仙碱	显效	无效	显效

　　为了避免误诊，当出现关节不适症状时，最关键的是尽早就医，让专业的医生来为你做出正确的诊断。

第6章

要想少吃药，
管住嘴很重要

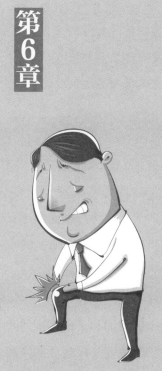

痛风患者有什么需要忌口的?

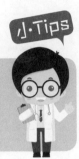

小·Tips

● 建立合理的饮食习惯及良好的生活方式，提倡低嘌呤饮食，限制每日总热量的摄入，限制高脂肪食物的摄入，减少含糖饮料尤其富含果糖饮料的摄入，限酒，控制体重。

　　人们常说，痛风是"吃"出来的，这是真的吗？在古代，痛风被称为"富贵病"，因为其好发于帝王将相、达官贵人。随着现代生活水平的提高，人们的饮食结构与以前相比发生了很大变化，其中荤食、海鲜、酒类等所占的比例较前增加，而痛风的发病率也呈逐年上升的趋势。由此可见，痛风与饮食的确有着很大的联系。

　　但为什么会这样呢？这就得从痛风的发病机制讲起了。痛风的本质是由于尿酸的生成增加和（或）排泄减少导致血尿酸水平的升高，一旦超过了其在血液中的溶解度，尿酸盐晶体就会析出，沉积于关节、肾脏等处，导致关节红肿热痛、肾脏损害、结石形成等后果。而各式各样的饮食可能会不同程度影响尿酸的生成及排泄，从而导致痛风的发生。因此，如何"管住嘴"成了各位痛风病友日常生活中非常重要的一课，下面让我们来好好学习一下。

总体原则

　　由于每个个体间都存在一定的差异，所以饮食方案应基于个体化原则。建立合理的饮食习惯及良好的生活方式，提倡低嘌呤饮食，限制每日总热量的摄入，限制高脂肪食物的摄入，减少含糖饮料尤其富含果糖饮料的摄入，限酒，控制体重。

建议避免食用的食物

（1）嘌呤是尿酸合成的原料，因此为了预防痛风发作，应避免摄入含有超高嘌呤的食物：动物内脏如肝、肾、脑、脾等，带甲壳的海产品如贝类、牡蛎和龙虾等，浓肉汤和肉汁等。

（2）而对于急性痛风发作、药物控制不佳或慢性痛风性关节炎的患者，酒精类的饮料也应该被禁止。

建议限制食用的食物

（1）高热量的食物　痛风患者每日摄入的能量以达到并维持正常需求为标准，可以通过年龄、性别、身高、体重和体力活动等估计能量需求。另外，肥胖增加痛风发作的风险，减轻体重可有效降低血尿酸的水平，因此限制热量的摄入，对合并肥胖的痛风患者来说尤为重要。

（2）高嘌呤含量的动物性食品　如牛肉、羊肉和猪肉等，这类食物的嘌呤含量较高，仅次于动物内脏、带甲壳的海产品和浓肉汤、肉汁等，因此痛风患者的日常膳食中应该限制此类食品的摄入，不能过多。而对于高嘌呤含量的蔬菜、豆类及豆制品等，研究表明，其与痛风发作的风险并没有相关性。

（3）高脂肪的食物　痛风患者应限制高脂肪食物的摄入，维持理想体重（体重指数为18.5～23.9）。有研究表明，BMI越高，痛风发作的风险也会升高。另外，高胆固醇和甘油三酯血症会阻碍肾脏排泄尿酸，所以限制脂肪摄入是十分必要的。

（4）含糖饮料尤其富含果糖饮料　2016年欧洲抗风湿病联盟更新了痛风诊治指南，相比2006年，其中新增的内容指出含糖饮料（包括含果糖饮料）是新发现的痛风危险因素。研究表明富含果糖的饮料能显著增加血尿酸水平，这可能与果糖增加尿酸生成，同时加重脂肪堆积，增加胰岛素抵抗，减

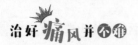

少肾尿酸的排泄相关。

（5）各种含酒精饮料，尤其是啤酒和烈酒　酒精的摄入可增加高尿酸血症患者痛风发作的风险，酒精摄入越多，痛风发作的风险越高，尤其以啤酒和白酒为著。且啤酒本身含有的嘌呤高，所以要特别注意。

2 痛风患者能吃哪些食物?

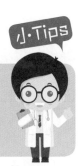

- 痛风的饮食原则以营养均衡为中心,倡导合理摄取五大营养素(蛋白质、脂肪、碳水化合物、维生素和矿物质),最终达到控制体重与降尿酸的目的。

痛风虽然并非是一种完全因饮食不当而引起的疾病,但是一旦患了痛风,饮食就必须要多加注意。患者的日常饮食可能造成忽高忽低的血尿酸水平变化,从而容易导致痛风的发作。说起痛风患者的饮食,我们都知道最好的方法是尽可能减少摄入嘌呤,但是大部分食物都是含有嘌呤的,而且为了避免摄入嘌呤而导致食物种类单一则更不可取。最新发布的《高尿酸血症与痛风患者膳食指导》的总体原则也是以营养均衡为中心,倡导合理摄取五大营养素(蛋白质、脂肪、碳水化合物、维生素和矿物质),最终达到控制体重与降尿酸的目的。那么痛风患者应该吃什么才能与降尿酸药物完美配合从而平稳控制尿酸水平呢?简单来说就是:在营养均衡的基础上选择低嘌呤食物。低嘌呤食物是指每100g食物中嘌呤含量<25mg的食物,这类食物患者可随意选用,不必严格控制。痛风患者的饮食原则如下:

乳类及其制品

牛奶含有丰富的优质蛋白和易吸收的钙质,脱脂乳制品除了脂肪量低以外,其余营养成分与全脂乳制品一致,属于可以每日饮用的低嘌呤高蛋白食物。建议每日摄取300mL脱脂乳制品。

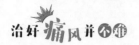

蛋类

蛋类为优质高蛋白食物，很多人会误解鸡蛋为高胆固醇食物，实际上蛋黄中含有丰富的卵磷脂，后者有降低胆固醇的作用，可每日食用。

新鲜蔬菜

每日应达到500g或更多的食用量。一些蔬菜和藻类不仅含有丰富的维生素、矿物质，还可以通过增加尿量、碱化尿液来促进尿酸的溶解和排泄，如海带、菠菜、牛蒡、胡萝卜、芜菁等。

谷薯食物

谷薯类食物含大量碳水化合物，是我们能量的主要来源，其中大多数为低嘌呤食物，包括白米、小米、糙米、糯米、大麦、小麦、米粉、通心粉、面条、面包、馒头、麦片、白薯、马铃薯等。在这当中我们更建议主食使用粗粮，因为粗粮含有的大量膳食纤维可促进胃肠蠕动，且粗粮属于低GI（升糖指数）食物，有利于血糖控制和体重减轻。

水果类

既往认为水果基本上都属于低嘌呤食物，可放心食用。然而，现在的研究发现，富含果糖的水果可以升高血尿酸，导致痛风发作风险增加。因此，需要注意避免摄入富含果糖的水果如新鲜的枣类、荔枝、龙眼等。选择低果糖的水果如牛油果、木瓜和蓝莓等。

水及饮料

水分的摄取应每日至少2 000mL。一些饮料如可乐、汽水、果汁、麦乳精、巧克力、可可、果冻等虽然也属于低嘌呤食物，但其中一些饮品糖分或脂肪含量太高，从控制体重和促进心脑血管健康的角度来看，建议少量饮用，不可用于取代饮用水。而富含果糖的饮料，也可以升高血尿酸，也应该尽量避免。

油脂类

油脂有利于脂溶性维生素（A/D/E/K）的吸收，摄取时应尽量以植物油为主。建议合并肥胖或代谢综合征者应严格限制每日脂肪摄入总量不超过全天总能量的25%，合并血脂升高的患者，饱和脂肪酸摄入量应小于总能量的7%。

事实上，即便是海产品、肉类及高嘌呤植物性食物也不是完全不能食用。因为嘌呤是水溶性物质，水煮之后可以减少食物的嘌呤含量，建议弃汤后再食用。

在实际生活工作中难免有应酬聚餐，要严格遵守痛风饮食并非一件轻易的事，但是不管环境如何变化，饮食的重要原则之一是适量。痛风患者膳食金字塔（图18）和各种食物嘌呤含量对照（表6），可以提供大家参考。

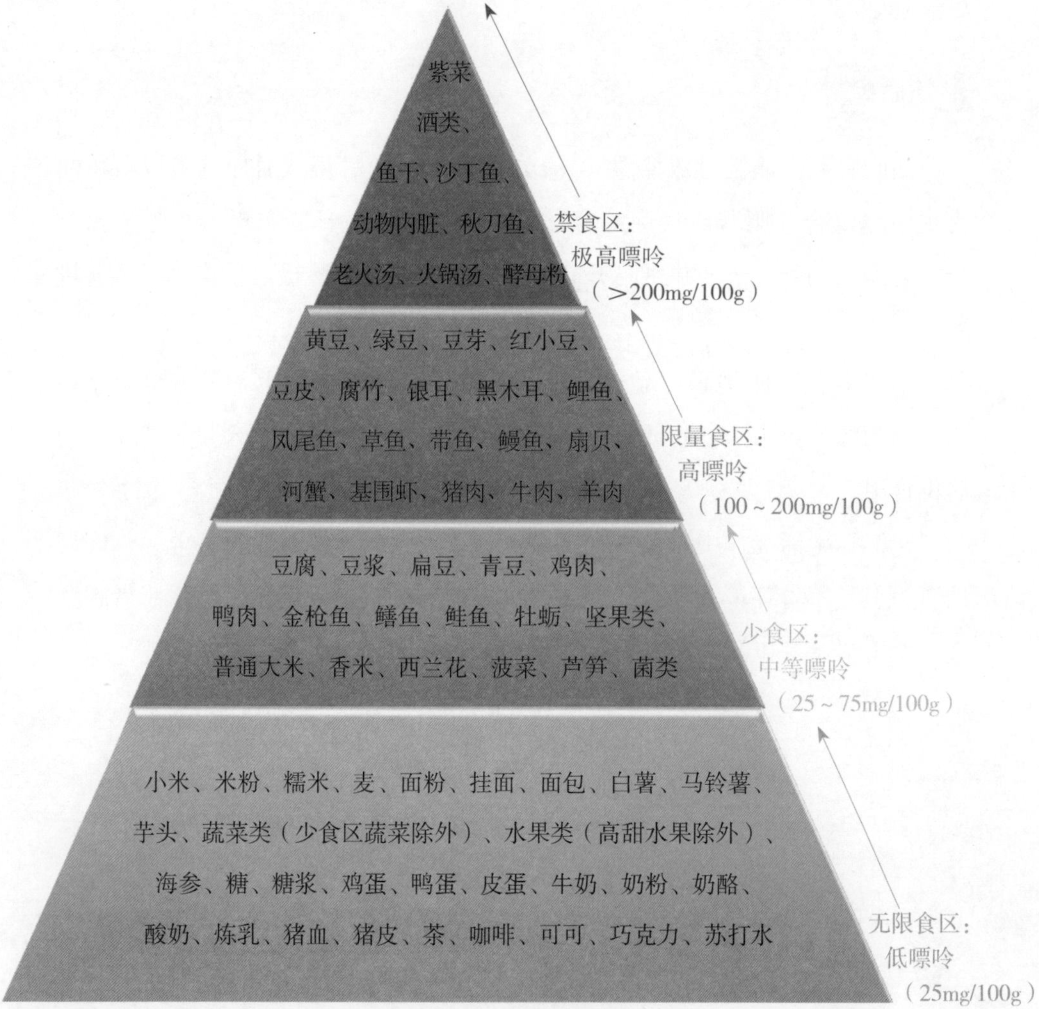

紫菜、

酒类、

鱼干、沙丁鱼、

动物内脏、秋刀鱼、

老火汤、火锅汤、酵母粉

禁食区：
极高嘌呤
（＞200mg/100g）

黄豆、绿豆、豆芽、红小豆、

豆皮、腐竹、银耳、黑木耳、鲤鱼、

凤尾鱼、草鱼、带鱼、鳗鱼、扇贝、

河蟹、基围虾、猪肉、牛肉、羊肉

限量食区：
高嘌呤
（100～200mg/100g）

豆腐、豆浆、扁豆、青豆、鸡肉、

鸭肉、金枪鱼、鳝鱼、鲑鱼、牡蛎、坚果类、

普通大米、香米、西兰花、菠菜、芦笋、菌类

少食区：
中等嘌呤
（25～75mg/100g）

小米、米粉、糯米、麦、面粉、挂面、面包、白薯、马铃薯、

芋头、蔬菜类（少食区蔬菜除外）、水果类（高甜水果除外）、

海参、糖、糖浆、鸡蛋、鸭蛋、皮蛋、牛奶、奶粉、奶酪、

酸奶、炼乳、猪血、猪皮、茶、咖啡、可可、巧克力、苏打水

无限食区：
低嘌呤
（25mg/100g）

图18　膳食金字塔

表6　常见嘌呤类食物一览表

低嘌呤食物	每100g食物中含嘌呤<25mg	1）主食类：精制米面及其制品（面包、糕点、饼干等）、各种淀粉、高粱、马铃薯、山芋、通心粉等 2）奶蛋类：奶类及其制品（鲜奶、奶酪、酸奶、奶粉等）、蛋类及其制品（鸡蛋、鸭蛋、鹌鹑蛋等） 3）蔬菜类：青菜类（鸡毛菜、白菜、卷心菜、莴笋、苋菜、芹菜、韭菜、韭黄、番茄、茄子），瓜类（黄瓜、冬瓜、南瓜、倭瓜、苦瓜、西葫芦等），萝卜（白萝卜、胡萝卜等），土豆，芋艿，甘薯，荸荠，甘蓝，橄榄菜，柿子椒，辣椒，洋葱，大蒜，蒜头，葱，姜，木耳等 4）水果类：各种鲜果及干果，果汁，果酱等 5）饮料：淡茶、碳酸饮料（苏打水、汽水、可乐等），矿泉水、咖啡、麦乳精、巧克力、果冻等 6）其他：各种油脂和糖类（本身虽不含嘌呤，但是应当适当选用），蜂蜜、猪血、鸡血、鸭血、海蜇、动物胶或琼脂制的点心及其调味品。
中嘌呤食物	每100g食物中含嘌呤25～150mg	1）畜禽肉类：猪、牛、羊、狗等畜肉，鸡、鸭、鹅、鹌鹑等禽肉 2）水产品：鱼类（草鱼、鲤鱼、鳕鱼、比目鱼、鲈鱼、河鳗等及其制品鱼丸、鱼翅等），蟹，香螺 3）豆类及其制品：干豆类（绿豆、赤豆、黑豆、蚕豆等），豆制品（豆腐、豆腐干、腐乳、豆奶、豆浆、豆芽、豆苗等） 4）蔬菜类：菠菜、笋（冬笋、笋干等），芦笋，鲜豆类（四季豆、毛豆、蚕豆、豇豆、豌豆等），海带、金针菜、银耳、花菜、龙须菜、蘑菇等 5）其他：花生、腰果、芝麻、莲子、杏仁等
高嘌呤食物	每100g食物中含嘌呤150～1 000mg	1）肉类：肝、肠、胃等动物内脏及其所制的浓汤汁 2）水产品：鱼类（带鱼、鲳鱼、凤尾鱼、海鳗、沙丁鱼、鲭鱼、鲨鱼等海鱼及鱼皮、鱼卵、鱼干等），贝壳类（蛤蜊、淡菜、干贝等），虾类（海虾、虾米、海参等） 3）豆类和菌藻类：黄豆、扁豆、紫菜、香菇等 4）其他：酵母粉，各种酒类（尤其是啤酒）等

3 痛风患者能喝酒吗？

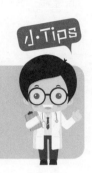

小·Tips

- 啤酒是目前公认的嘌呤含量较高的酒类。
- 陈年黄酒对痛风患者的危害高于啤酒。
- 葡萄酒每天应控制在50mL以内。

患者：医生，我得了痛风，还能喝酒吗？

医生：要戒酒，尤其是啤酒，绝对不能喝！

患者：啊？要戒酒啊？我喝了几十年了，戒酒很困难的，实在想喝怎么办？

医生：可以喝一点红酒，不能多喝，不然会引起痛风发作的。

患者：为什么能喝红酒，其他酒不能喝啊？喝一点是喝多少啊？我很喜欢喝啤酒，平时跟朋友聚会，不可能一点都不喝吧，医生，是不是我只要喝了啤酒就会发病啊？

医生：……

相信很多痛风患者跟医生都会出现上面的对话，对于杯中酒，"矫枉过正"或"无知者无畏"都是不可取的，本文将为大家介绍痛风患者应如何限酒。

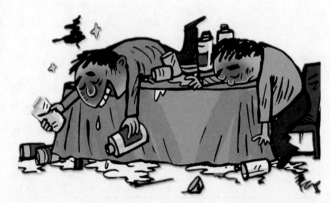

酒中到底含有多少嘌呤？为什么特别强调不能喝啤酒？

目前市面上的酒主要包括白酒、啤酒、葡萄酒、黄酒、米酒、药酒等，社会餐饮中，最常见的酒类嘌呤含量如表7所示。

表7　各类酒精嘌呤含量

酒类	嘌呤含量/mg·100g^{-1}
白酒	2
葡萄酒	5
啤酒	79.3
黄酒	25～150

从制作方法来分，酒有蒸馏酒和非蒸馏酒两大类，前者可见于一般的白酒，后者有米酒、黄酒、葡萄酒等。蒸馏酒经蒸馏后，嘌呤含量低，非蒸馏酒嘌呤含量较高。白酒（又称烧酒、老白干、烧刀子），虽然嘌呤含量低，但酒精含量较高，酒精在体内代谢为乙酸，抑制尿酸排泄，使体内尿酸水平增高。

国际知名杂志Lancet发表过的一项研究显示，啤酒是目前公认的嘌呤含量较高的酒类，而且由于富含更易被人体吸收的鸟嘌呤，使得啤酒对痛风患者的危害远高于白酒和红酒，每日喝2罐（市面上的罐装啤酒，330mL/罐或350mL/罐）以上的啤酒可明显增加痛风的发病风险。另外，啤酒的酒精度数低，酒量欠佳的人也可以喝啤酒，且啤酒价格便宜，很多时候成为普罗大众喝酒时的"第一选择"。因此，要对痛风患者特别强调"不能喝啤酒"。

据说能喝红酒，我能喝多少呢？

葡萄酒分为红葡萄酒和白葡萄酒，红葡萄酒中有一种成分叫槲皮酮，有明显的抗氧化和抗凝（抗血小板）作用。一方面，槲皮酮可减轻酒精对尿酸的影响，使血尿酸轻度下降，另一方面，可保持血管弹性与血液畅通，减少心脏病发生。白葡萄酒中槲皮酮含量极少，无降尿酸及保护心脏作用。

一般来说，每天饮用红酒的量应控制在50mL以内，可用带有刻度的酒杯，以免饮酒"过量"。

黄酒、米酒、药酒能喝吗？

均不能喝！

黄酒中含有丰富的嘌呤，尤其是陈年黄酒，除了富含大量嘌呤外，空气缓慢进入坛内，氧化为有机酸，酸性物质抑制尿酸排泄，因此陈年黄酒对痛风患者的危害高于啤酒，新鲜黄酒则低于啤酒（图19）。

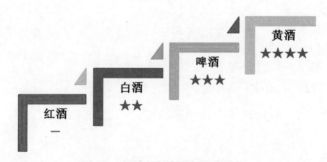

图19　痛风患者饮酒危险度排行

米酒是非蒸馏酒，和其他酒类一样，既含嘌呤又含酒精。药酒是白酒中放一些药材如当归、党参等，并不能减轻酒类对人体的影响。

实在想喝，有没有什么办法降低痛风发作的风险呢？

（1）喝酒时机　空腹、睡觉前或感冒时不饮酒。早晨最不适合饮酒，因为这段时间胃分泌的酒精脱氢酶浓度最低，酒精大多被人体吸收，导致血液中的酒精浓度较高，对人的肝脏、脑等器官造成的伤害较大。而每天14时以后饮酒比较安全，尤其是15~17时最合适，由于人在午餐时进食了大量的食物，使血液中所含的糖分增加，对酒精的耐受力也比较强，此时饮酒对人体的危害较小，这也是为什么平时人们总说"先吃饭，再喝酒"。

（2）酒类的选择和饮用量　红葡萄酒，每天不超过50mL。

（3）喝酒时的保护措施　切忌以海鲜、烟熏腌制食品如咸鱼、熏肠、腊肉等作为下酒菜，肉类食物不但含有高水平的嘌呤，而且在人体的消化代谢过程中产生过多的乳酸，乳酸与尿酸竞争性排出，会增加血尿酸水平。因此，喝酒吃肉是最容易患高尿酸血症和痛风的一个因素。可多吃蔬菜、水果，喝白开水或以碱性水稀释酒精。

4 痛风患者能否吃豆制品？

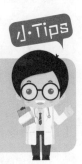

小·Tips

- 有研究表明，食用大豆制品与高尿酸血症及痛风发作之间并无关联。
- 痛风患者可适当吃大豆制品。

相信很多痛风患者都会有这样的疑问：得了痛风能吃豆类吗？豆浆能不能喝呢？其实，大豆及其制品与痛风关系的争议由来已久。

豆类食品富含钙、镁、铁、维生素B_1等，不含胆固醇，脂肪含量低，且主要为不饱和脂肪酸，是植物性食物中蛋白质含量最多的食品，属营养价值高的优质蛋白。以前，很多痛风患者甚至不少医生都一致认为，豆类嘌呤含量高，得了痛风就不能吃豆类食品；因此，痛风患者纷纷将豆制品排除在食谱之外，不管是黄豆、绿豆、红豆还是豆腐、豆浆，似乎得了痛风后都只能绕道而行。那么，事实果真如此吗？豆制品真的是高嘌呤食物吗？豆类和豆制品真的会引发痛风吗？答案是否定的。一个最简单的理由就是，长期吃豆类和豆制品的和尚及以豆代肉的素食主义者，痛风发生率并无明显升高；近年的研究结果也支持这一结论。

豆类的嘌呤含量究竟有多高？查阅数据可知，豆类的嘌呤含量与肉类相近，最高的是大豆，每100g大豆含有嘌呤190mg，猪肉、牛肉等是150mg，其他大部分豆类均低于150mg。虽然在同等重量的情况下，豆类和瘦肉类的嘌呤含量相似，但在实际生活中，豆类和肉类的摄入量却相差甚远。一个人很容易在一餐中摄入100g瘦肉甚至更多，但是每餐摄入100g大豆就有些困难。红豆、绿豆等豆类本身嘌呤含量就偏低，且其嘌呤组成以腺嘌呤和鸟嘌呤为主，占嘌呤总量的96%以上，在代谢时，腺嘌呤转化生成尿酸的步骤繁琐，速率较低，生成的尿酸也相对较少。在煮粥时加一小把豆类，并不会对痛风患者产生不良影响。

豆制品最常见的有豆腐、豆干、豆浆等，豆腐和豆干在加工、制作和烹饪的过程中有相当一部分嘌呤会溶解于水中而被去除，剩下的嘌呤含量已经甚少了，所以吃同样重量的豆制品，摄入的嘌呤要比直接吃黄豆少得多。豆浆一般是以黄豆为原料制成，嘌呤基本上没有损失，但制作豆浆时加入了大量水分，故嘌呤已经被明显稀释，一杯浓豆浆中所含的嘌呤约为38mg，而市面上购买的豆浆浓度更低，其中所含嘌呤的量也更少，如果喝的是五谷豆浆，则嘌呤含量还要少得多。因此，痛风患者不必远离豆浆，每天喝一杯是没有问题的，但最好能有量的限制，不要当成水来喝；在喝豆浆时尽量少加糖，同时应该控制当日蛋白质的总量。

如果上述分析还不能说服你，那么已有的大豆与痛风的研究或许更加能让人信服。现有流行病学研究已经证实，食用大豆制品与高尿酸血症及痛风发作之间不存在相关关系。膳食干预研究发现，食用大豆制品虽然确实升高了血尿酸的水平，但升高的幅度有限，达不到应该引起临床关注的程度。另一项研究发现，膳食中蛋白质总摄入量与高尿酸血症相关，其中动物性蛋白

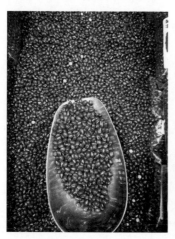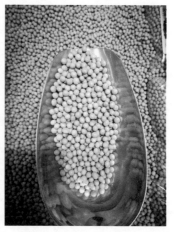

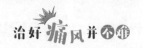

质有升高危险的趋势，而植物性蛋白质则有降低危险的趋势；在所有食物类别当中，豆制品与尿酸水平呈负相关，可降低高尿酸血症的风险。因此，现有的临床和流行病学证据均不支持"豆制品可导致痛风"的说法。

然而，痛风可影响肾脏功能。对于肾功能不全的患者，目前倡导摄入优质蛋白，对于非优质蛋白（多数植物蛋白），应尽量限制摄入。这是因为，无论植物蛋白还是动物蛋白，都必须通过人体消化分解才能吸收，而在分解过程中，动物蛋白利用率高，产生的代谢废物，如尿素氮、肌酐等就会少一些，而植物蛋白在分解过程中利用率较低，产生的代谢废物较多，代谢废物需要通过肾脏排泄，这就加重了肾病患者肾脏的负担，不利于肾脏的康复。正如前文所述，豆类蛋白是植物蛋白中的优质蛋白，因此，对于肾功能不全的患者，在提倡优质蛋白为主的基础上，可以在医生指导下适当摄入豆制品。

所以，不必把各种豆子看成痛风的大敌，对豆制品也不必望而生畏，但豆制品的量也要适当控制，建议限制在每日30g大豆之内，换算成豆腐不超过90g，或浓豆浆不超过一杯。在食用豆制品前经过热水浸泡漂洗，可进一步减少嘌呤的摄入。对于肾功能不全的患者，也可在医生指导下适当摄入豆制品。

5 痛风患者应该限制果糖和碳酸饮料的摄入

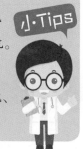

- 较高的含糖软饮料摄入与痛风、高尿酸血症的发生有关。
- 果糖升高血尿酸的机制主要有：果糖可转化成合成嘌呤的底物；使得尿酸生成的底物AMP增加；引起机体对胰岛素抵抗。
- 痛风患者应尽量限制含糖软饮料的摄入。
- 食用水果时宜选择果糖和蔗糖含量均较低的水果，如猕猴桃、柚子、草莓和黑莓等。

小·Tips

提到痛风患者的饮食禁忌，绝大多数人首先想到的是限制海鲜、动物内脏等嘌呤含量高的食物，很少有人会想到还要控制果糖的摄入。既往多项研究结果均显示，果糖与尿酸水平有关，痛风患者既要强调限制嘌呤的摄入，又应限制富含果糖的食物。

果糖过多的摄入不仅会影响痛风患者病情的控制，也和痛风的发生息息相关。2008年，美国科学家在*BMJ*发表了一项为期12年的研究结果。他们给46 393例无痛风病史的男性发放问卷，记录含糖软饮料和果糖的摄入情况。经过12年随访后，共有755例男性确诊了痛风。研究结果证明，较高的含糖软饮料摄入和痛风、高尿酸血症的发生呈高度相关。

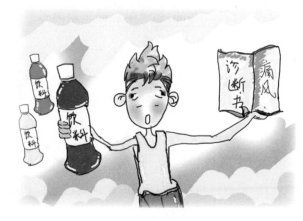

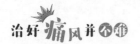

果糖引起高尿酸血症的机制

果糖引起高尿酸血症的机制，总结起来有以下3点：①果糖进入人体后会转化成合成嘌呤的底物，使得核苷的分解代谢增多，促进嘌呤的合成，使得尿酸生成增多。②果糖在肝脏磷酸化的过程，也是ATP磷酸根消耗的过程。磷酸根的消耗限制了ADP再生为ATP，使得尿酸生成的底物AMP增加。③果糖诱发代谢异常可能是引起高尿酸血症的另一个原因，大量摄入果糖或蔗糖可刺激长链脂肪酸合成，导致高脂血症，引起机体对胰岛素抵抗。

饮食中如何限制果糖的摄入

日常生活中，痛风患者要避免果糖含量高的食物摄入。首先要养成少吃甜食的习惯。另外，痛风患者要减少食用含有丰富果糖的加工食物（如汽水、烘烤的食物、果酱、罐装食物等）的摄入，尤其是避免含糖软饮料的摄入。在含糖软饮料消费量激增的今日，可乐、雪碧等瓶装含糖软饮料充斥了年轻人生活的每一个角落，这也是近年来痛风越来越年轻化的罪魁祸首之一，对于含糖软饮料摄入的干预不容忽视。应该注意的是，含糖软饮料的过量摄入不仅可诱发痛风，也与高血压、高脂血症、糖尿病等代谢疾病的发生、发展息息相关。

既然果糖过多可引起痛风，那么痛风患者能不能吃水果?

水果中虽然含有果糖，但是原则上痛风患者不需要禁食水果，因为水果中富含人体每日所需的维生素、膳食纤维等营养素，是人们日常饮食中必不可少的组成部分。痛风患者在食用水果时宜选择果糖和蔗糖含量均较低的水果，如猕猴桃、柚子、草莓、黑莓和菠萝等。可减少果糖含量高的水果的摄入，如梨、葡萄、苹果。此外，许多水果中还富含蔗糖，1份蔗糖在体内能分解成1份葡萄糖和1份果糖。因此，要注意控制每次进食水果的量，每天摄入水果不超过500g为宜。

6 破解痛风饮食密码
——肉类篇

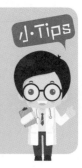

- 肥肉与瘦肉相比宜选瘦肉，需严格控制摄入量，一般每日应控制在50g以内。
- 痛风患者应限制猪肉、牛肉、羊肉等红肉的摄入，而每日摄入适量的家禽肉对血尿酸水平影响相对较小。
- 应注意肉类的烹饪方法。

肥肉 VS 瘦肉

肥肉与瘦肉的区别在于肥肉的主要成分是脂肪，而瘦肉蛋白质含量较高。脂肪中主要含饱和脂肪酸，可使血中胆固醇含量增高，增加痛风患者心脑血管病的发生风险，此外，脂肪可抑制尿酸排泄，故应少吃肥肉。在痛风急性发作期，对肉类均应忌口，而在发作间歇期，如果实在太馋，则宜选瘦肉，但也应严格控制摄入量，一般每日应控制在50g以内。

红肉 VS 白肉

红肉和白肉其实是老外的叫法，是根据烹饪前的颜色来区分。烹饪前是红色的肉属于红肉，如猪肉、牛肉、羊肉等哺乳动物的肉；烹饪前是浅色的肉属于白肉，如鱼类和鸡、鸭、鹅等家禽类的肉。研究发现，肉类中的红肉和白肉对痛风的影响不尽相同。红肉在传统饮食结构中占据重要的位置，与白肉相比，其不仅富含嘌呤，还含有丰富的饱和脂肪酸和胆固醇，增加痛风、肥胖和心血管疾病的发病风险，因此，2012年美国风湿病学会痛风指南

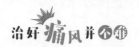

指出应限制红肉的摄入，证据等级为B级，故痛风患者应限制猪肉、牛肉、羊肉等红肉的摄入，而每日摄入适量的家禽肉对血尿酸水平影响较小。对于痛风患者而言，专家建议红肉、白肉都要少吃，痛风急性发作期更应该对肉类忌口，如果特别贪吃肉类，那在痛风缓解期，可少量吃点白肉，但应严格限量。

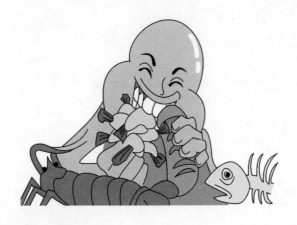

肉类的正确烹调方法

除了肉类本身嘌呤含量之外，肉类的烹调方法亦与痛风发作息息相关，主要包括：

（1）家禽肉类的皮中嘌呤含量高，皮下组织中脂肪含量丰富，脂肪可促进尿酸形成，阻止尿酸排泄，导致尿酸增多，因此家禽肉类应去皮去脂。

（2）一般来讲，越鲜美的动物肉嘌呤含量越高，炖出来的汤越鲜美的肉类嘌呤含量越高。这是为什么呢？原来，嘌呤分子中含有氮原子，氮原子含量越高的食品，通常越鲜香，例如海鲜、肉汤等。在痛风患者中还流传着一句话，"吃肉要吃回锅肉"，这里的回锅肉并非通俗所指的回锅肉，而是指把肉类过水，这样可减去一半的嘌呤；嘌呤易溶于水，把肉煮汤，大部分嘌呤都溶解在汤水中，这时候弃汤吃肉，可大大减少嘌呤进入体内。

（3）不宜采用油煎或炸肉，应采用蒸、煮、炖等用油少的方法。

（4）煮肉时尽量用植物油，少用动物油。

（5）少用强烈刺激的调味品或香料，辣椒、咖喱、胡椒、花椒、芥末、生姜等食品调料均能兴奋自主神经，诱使痛风急性发作，应尽量避免使用。

（6）少用含钠高的调味品，如食盐、味精、酱油等。我们都知道，痛风性关节炎是由于尿酸盐沉积于关节腔所致，而钠盐提供的钠离子可促使尿酸转化为尿酸盐进而沉积于关节，促进痛风发作。此外，痛风患者多合并有高血压病、冠心病及肾脏病变等，因此也应限制钠盐摄入，每日钠盐应控制在 2 ~ 5g。

饮食控制是痛风非药物治疗的重要组成部分，与药物治疗相辅相成，对痛风的长期管理至关重要。随着对痛风饮食研究的不断深入，有关痛风的饮食宜忌也在发生变化，临床医生也应该不断更新自己的观点并教育患者，以更好地提高痛风防治效果。

爱吃宵夜的人也易得痛风

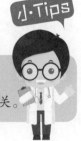

- 吃宵夜容易摄入过多的高嘌呤食物和酒类。
- 吃宵夜的人易患痛风除了与饮食有关，可能还与人群特点相关。

宵夜的由来

宵夜，该词来源于宋人《梦粱录》，其中有载："除夕，内司意思局进呈消夜果子盒，盒内簇诸般细果：时果、蜜饯、糖饯等品"。而"消夜"雅称"宵夜"，现指每日3次正餐以外，于休息时间（通常为21∶00～4∶00）安排的一次加餐。宵夜种类丰富多样，有烧烤、甜品、酒水以及小炒等，是朋友、同事聚会的好方式。

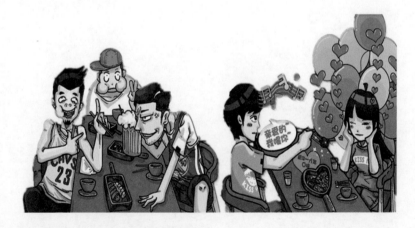

为什么爱吃宵夜容易得痛风

首先，我们来看宵夜的主要种类：烧烤、甜品、酒水。这其中，烧烤用的肉类多为肥瘦相间的猪肉、羊肉或牛肉，这些肉类含有大量的动物性脂肪和蛋白质，相同质量的脂肪，其热量是糖类及蛋白质的2倍以上，摄入过多，很容易导致肥胖。同时蛋白质摄入过多也可使血尿酸升高。再看酒类，酒中含有大量的嘌呤，其中啤酒的含量较高，大量摄入啤酒后，约1小时其尿酸值就可升高1mg/dL，同时酒精还会抑制尿酸的排泄，这使得尿酸升高越发明显。最后看甜品，甜品含有大量的糖分，而糖类物质除了可以产热供能外，还可转化为甘油三酯，大部分人吃完宵夜就睡觉，吃下去的大部分糖分都无法消耗，进而转化为脂肪，使得肥胖加重。

再看喜欢吃宵夜的都是哪些人。可以发现美食爱好者和喜欢社交的外向性格的人占多数。先看美食爱好者，这部分人群多存在肥胖的情况，他们更容易出现高胰岛素血症，使得尿酸排泄功能损伤；而且他们容易出汗，大量出汗时体液减少明显，但尿酸很少随汗液排出，这使得血尿酸浓度又进一步升高。再来看外向性格的人，他们喜爱社交，常约三两好友外出聚餐。有研究指出，这种性格的人痛风的发病率更高一些。此外，压力过大也是尿酸值升高的原因之一。人在感受到强烈的压力时，会使得肾上腺素分泌升高，使血管收缩，尿液量减少，尿酸排泄也随之减少，而爱吃宵夜的人，许多处于工作、生活的高压环境中，他们出来吃宵夜，也是为了缓解工作、生活中的压力。

总的来说，吃宵夜容易使得尿酸升高及导致肥胖，而且爱吃宵夜的人大多生活习惯不佳，这使得爱吃宵夜的人群成了痛风的高发人群。

该怎么避免？

如果实在不能避免吃宵夜，以下几点可能对您有帮助。首先，不要摄入过多动物性脂肪；其次，控制饮酒量（特别是啤酒）；最后，要注意食量和进食速度，吃"七分饱"，保持适当的进食速度。

得了痛风能喝牛奶吗？

——论痛风患者如何选择奶制品

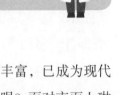
- 有研究报道，牛奶的摄入量与血尿酸水平呈负相关，其中低脂/脱脂牛奶的降尿酸作用最显著。
- 痛风患者应限制酸奶摄入量，因为酸奶中富含乳酸、糖和脂肪。
- 痛风患者应严格控制奶酪和冰淇淋摄入量。

在痛风治疗中，饮食控制占据重要地位；而牛奶营养丰富，已成为现代人生活中重要的营养来源。那么，痛风患者能不能喝牛奶呢？面对市面上琳琅满目的牛奶和奶制品，痛风患者该如何选择正确的奶类呢？

痛风患者能喝牛奶吗？

很多营养丰富的食物，如肉类，富含嘌呤和蛋白质，痛风患者要限制高嘌呤摄入，因此蛋白质的摄取必然也会减少，容易引起蛋白质缺乏性营养不良，不利于健康。目前的观点认为，对于痛风患者蛋白质的摄入应适当放宽，以奶蛋类为主。牛奶中虽然含有一定量的嘌呤，但属于低嘌呤食物范畴，因此痛风患者是可以喝牛奶的。

另外，有研究报道，牛奶的摄入量与血尿酸水平呈负相关。奶类饮食对于高尿酸血症的预防作用是多方面的，对于牛奶可降低尿酸水平的原因，目前存在诸多观点：

（1）与牛奶中的维生素D有关　有研究显示，痛风患者维生素D水平降低，使用降尿酸药物后维生素D水平显著升高，但额外补充维生素D是否可以降低血尿酸尚无定论。

（2）与牛奶中丰富的钙相关　研究表明，钙可干扰肠道的脂质代谢，高钙饮食可降低血脂水平，而痛风与脂质代谢紊乱密切相关。

（3）与乳清酸相关　乳清酸可与尿酸竞争肾小管的尿酸/阴离子转运通道，从而减少尿酸重吸收，促进尿酸排泄，降低尿酸水平，而乳清酸含量高的低脂/脱脂奶的降尿酸作用优于其他奶类。

（4）与牛奶中的酪蛋白和乳清蛋白相关　牛奶中酪蛋白和乳清蛋白分别占80%和20%，许多研究表明，酪蛋白和乳清蛋白具有促尿酸排泄作用，受试者血尿酸水平在摄入酪蛋白和乳清蛋白后2小时内降低。

（5）促进黄嘌呤排泄　研究发现，奶类可促进肾脏排泄尿酸的前体黄嘌呤，在摄入牛奶1～2小时后黄嘌呤的排出量大量增加，因此牛奶的降尿酸作用可能是由于增加黄嘌呤的排泄，从而减少尿酸底物生成所致。

如何正确喝牛奶?

市面上出售的牛奶种类繁多，包括全脂牛奶、低脂牛奶、脱脂牛奶，奶制品如酸奶、奶酪、冰淇淋等。面对琳琅满目的产品，痛风患者该如何正确选择适合自己的产品呢?

（1）能否喝酸奶?　痛风患者应限制酸奶摄入量。这是为什么呢?原来，酸奶中含有大量的乳酸，乳酸在人体内会抑制尿酸的排泄，加重痛风病情;另外，酸奶中糖和脂肪含量较高，脂肪为3%～5%，其中脂肪酸含量比原料奶增加了2倍，而脂肪可限制尿酸排泄，痛风患者应严格控制脂肪摄取。

（2）全脂牛奶还是低脂/脱脂牛奶?　全脂牛奶保留了牛奶的所有营养成分，脂肪含量约占3%;相较于全脂牛奶，低脂/脱脂牛奶去除了大部分的脂肪，脂肪含量在0.5%以下，同时部分脂溶性维生素如维生素A、维生素D等也被去除，而牛奶的香味来自脂肪，因此低脂/脱脂牛奶的口感较差，很多人都喜欢全脂牛奶。

然而，研究发现牛奶的摄入量与血尿酸水平呈负相关，其中低脂/脱脂牛奶的降尿酸作用最显著，且具有抗炎作用，可减少痛风发作。每天喝一次或一次以上牛奶者的血尿酸水平比不喝者低，每天摄入约250mL牛奶可降

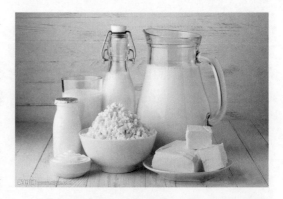

低21%的痛风发病风险，每天饮用1~5杯低脂牛奶可使痛风的发病风险降低约43%。很多痛风患者属于肥胖人群，常常伴随有高脂血症，且脂肪可减少尿酸排泄，因此痛风患者最好选择低脂/脱脂牛奶，每日500mL左右；当然也可以喝全脂牛奶，但应控制摄入量。

（3）奶酪、冰淇淋等奶制品可以吃吗？ 奶酪与酸奶相似，也是以牛奶为原料浓缩制作而成的奶制品，营养价值更高，富含蛋白质、脂肪、钙、磷和维生素等，其中乳酸菌的含量比酸奶更高，嘌呤含量更多，脂肪含量也更高，特别是反式脂肪酸成分高，代谢时间更长，更易导致肥胖，因此痛风患者应严格控制奶酪摄入量。

冰淇淋是由乳制品和各种甜味剂、食用色素等制作而成，含有大量的脂肪和果糖。脂肪对于痛风的危害前面已有描述，而果糖与痛风的发病也息息相关，因此痛风患者应少吃，最好不吃。

咖啡与痛风的"利·害"关系

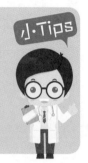

- 饮用咖啡有助于预防痛风的发作。
- 这可能与咖啡平衡酸碱、排钠、减少嘌呤生成和影响胰岛素水平有关。
- 不要在晚上大量饮用咖啡,并且喝咖啡时最好不要加入糖和咖啡伴侣。

咖啡是世界上消费最多的饮料之一,咖啡与痛风的关系,一直都让人十分困惑。咖啡中含有的咖啡因会转化为嘌呤,导致尿酸升高,因此,从这个理论上讲,痛风患者是不应喝咖啡的。然而,令人意外的是,国内外已有多项研究证明咖啡对痛风有益。那到底痛风患者是否适合喝咖啡?咖啡对痛风患者而言,是"有利"还是"有害"?下面我们将一一为您讲述。

2007年美国*Arthritis & Rheumatology*杂志报道了一项来自加拿大不列颠哥伦比亚大学和美国哈佛大学医学院的大规模调查研究。该研究共纳入45 869名无痛风病史的男性,并对其进行了为期12年的跟踪调查。结果发现,共有757名受试者出现了痛风症状,且出现痛风的危险性随着咖啡的饮用量增加而下降。假设不饮用咖啡者痛风发生的危险性为1的话,那么,每天饮用1杯以下、1~3杯、4~5杯、6杯以上咖啡者发生痛风的危险性分别为0.97、0.92、0.60和0.41;其中,每天饮用1~3杯、4杯以上无咖啡因咖啡者出现痛风发作的危险性仅分别为0.83和0.67;而饮茶和饮用其他含有咖啡因的饮料都没有降低痛风危险性的作用。上述研究结果可见,每天饮用4~5杯咖啡的人,其痛风发病率比从不喝咖啡的人降低40%以上,提示喝咖啡可能有助于预防痛风。

另一篇来自《美国临床营养学杂志》的文章也指出，长期饮用咖啡的女性患痛风的风险较不饮咖啡者明显降低。该研究是由波士顿大学和哈佛大学医学院的研究人员对美国的89 433名护士进行的长达26年的追踪调查，结果发现，每天喝4杯咖啡的女性比从不饮用咖啡者痛风的患病率降低57%。

由此可见，饮用咖啡可预防痛风的发作。那么问题来了：咖啡预防痛风发作的具体机制是怎样的呢？咖啡预防痛风发作的作用，似乎与咖啡因摄入量无关，因为脱咖啡因咖啡同样能够达到类似的效果，猜测原因可能为以下几个方面：

平衡酸碱

众所周知，咖啡是一种天然的碱性饮品，碱性环境不利于尿酸盐沉积。

排钠

咖啡有一个鲜为人知的作用，即排出体内多余的钠离子。钠是影响痛风发病的重要物质之一，在过去常常被忽视。传统认为痛风就是尿酸过高，其实这只是一部分原因，单独的尿酸高是不会形成痛风的；一般情况下，尿酸是以游离的形态存在于体内，只有当尿酸在血液中达到饱和浓度，并与体内过量的钠离子相结合，形成结合性尿酸，即尿酸钠结晶，并沉积在关节、皮下及血管中才会导致局部炎症，出现痛风。减少体内多余的钠离子可减少痛风发生、发展和复发的机会。因此，咖啡的排钠作用在痛风的防治过程中具有十分重要的意义。

减少嘌呤生成

尿酸是由嘌呤代谢产生的，而体内嘌呤的来源有2个途径：一是饮食，约占20%；二是细胞的代谢与消亡，约占80%。现代人由于饮食结构、生活环境及精神压力等方面的改变，使细胞产生大量的氧化代谢产物，这些产物对细胞产生毒性，致使细胞寿命缩短、早衰早亡，细胞死亡释放出大量的腺嘌呤、鸟嘌呤，最终转化为尿酸。而咖啡中含有丰富的植物多酚——咖啡多酚，一方面它能改善细胞通透性，减少细胞内的氧化代谢产物，延长细胞寿命，从而减少内源性嘌呤的产生，使机体尿酸的产生和排泄协调

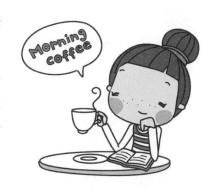

一致；另一方面，咖啡多酚易与食物中的蛋白质和嘌呤产生结合，并以这种结合的形式排出体外，从而减少人体对食物中蛋白质和嘌呤的过度吸收和利用，减少尿酸的产生。此外，咖啡多酚还可诱导人体尿酸分解酶的产生，促进酸性毒素分解。同时也有研究发现，咖啡多酚可促进肾血管舒张，增加肾脏血流量，从而增加肾脏滤过率，促进尿酸顺利从尿液中排泄。

影响胰岛素水平

许多证据表明，咖啡能在一定程度上降低血液中的胰岛素水平。而人体中胰岛素和尿酸存在一定的正相关性，因此，咖啡有可能通过降低胰岛素水平，从而降低血尿酸水平，减少痛风的发生。

不过大家饮用咖啡的时候，常会加入糖和奶精，这并不利于控制体重和血脂。此外，咖啡有兴奋作用，若在晚上饮用会影响睡眠，而休息不好也是诱发痛风发作的一个因素。因此，痛风患者喝咖啡应讲究时间和方式，在正确的时间采用正确的饮用方式是有助于预防痛风发生的，但需注意不要在晚上大量饮用咖啡，并且在喝咖啡时最好不要加入糖和咖啡伴侣。

虽然咖啡确实具有降低血清尿酸水平和痛风发病风险的作用，但是咖啡的摄入是慢性肾脏病的独立危险因素，而且会促进骨质疏松的出现、增加妇女骨折的风险，所以采用咖啡来降低痛风的发病需谨慎。

10 没想到你是这样的西红柿？！

——西红柿或可诱发痛风

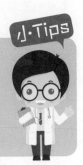

小·Tips

● 西红柿属于低嘌呤食物，但也会导致血尿酸升高。

● 西红柿中的酚酸会抑制肾脏排泄尿酸。

● 西红柿含有较多谷氨酸，为嘌呤合成提供原料氮，从而可以增加尿酸的合成。

西红柿，又称番茄、洋柿子，相信大家都非常熟悉，丰富的营养和酸酸甜甜的口感使它获得许多人的喜爱。同时，西红柿是一种低嘌呤食物，因此，不少痛风患者为了控制血尿酸水平，也可能喜欢选择西红柿作为餐桌上的常客。然而国外有研究发现，吃西红柿可能是痛风发作的诱因之一！

2015年，Flynn TJ等在*BMC Musculoskeletal Disorders*发表的一篇文章指出，番茄可能会诱使痛风发作。该研究共纳入2 051名痛风患者，其中71%的患者表示，至少有一种食物可诱发他们痛风发作。这些患者提出的"痛风食物"包括海鲜（62.54%）、酒精（47.06%）、红肉（35.18%）和西红柿（20.18%）。排在前三位的是大家所熟知的容易诱发痛风的食物，但第四位居然是西红柿（图20），这让研究者都感到意外。

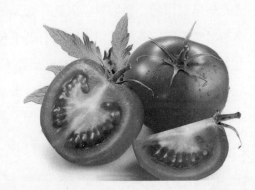

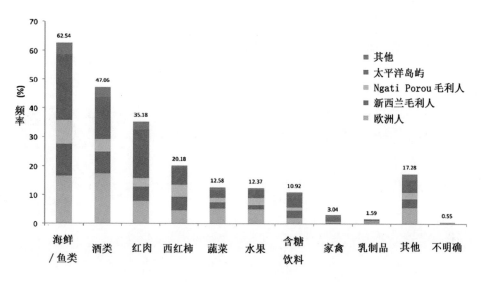

图20　患者报告的可诱发痛风的食物种类频率

为了进一步研究西红柿与血尿酸水平的关系，研究人员又分析了另外3个来自于南美的研究（ARIC、CHS、FHS）中欧洲白种人的样本，发现西红柿的摄入与血尿酸水平呈正相关。因此，研究者指出，尽管他们的描述性和观察性研究并不能确认西红柿可诱发痛风，但上述研究结果在一定程度上支持了西红柿可作为诱发痛风的食物之一。

但是，西红柿属于低嘌呤食物，为什么也会导致血尿酸升高呢？研究人员认为，西红柿中的酚酸可能会抑制肾脏排泄尿酸，致使血尿酸升高。另一个可能的原因是西红柿含有较多谷氨酸，可为嘌呤合成提供原料氮，从而可以增加尿酸的合成。

当然，目前关于西红柿与尿酸、痛风发作的研究还非常少，也非常粗浅，仍有待更多的研究去进一步探索和证实。现在可以给出的建议是，高尿酸或痛风患者应避免摄入大量西红柿。

痛风患者应远离老火汤

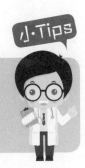

小·Tips

- 老火汤煲的时间越长，嘌呤含量就越丰富，也越容易升高血尿酸。
- 从营养的角度来讲，并非煲汤时间越久，营养越丰富。

近1个月来，刘老汉第一跖趾关节处反复出现红、肿、热、痛，疼痛发作时犹如刀割一般难以忍受，甚至无法站立和行走。被折磨得痛不欲生的刘老汉到医院检查，发现血尿酸值竟然高得离谱，医生告诉他这是得了痛风。刘老汉心里纳闷了，自己平时几乎滴酒不沾，也不怎么爱吃海鲜，动物内脏也极少碰，为什么还会得痛风？在医生的追问下，原来刘老汉2个月前做了阑尾手术，术后老伴担心他身体太虚弱，于是天天煲老火汤给他喝，没想到竟然喝出了痛风！

众所周知，广东人爱喝汤，喝老火靓汤是广东饮食文化的一大特色，大病初愈要喝老火汤，产后坐月子也要喝老火汤，几乎成了约定俗成的习惯。那么，老火汤真的这么好么？答案当然是否定的。对于痛风患者而言，老火汤犹如毒药一般，可诱发撕心裂肺的痛风发作，应坚决远离。

老火汤富含嘌呤

老火汤，又称广府汤，是广东地区的传统名菜。老火汤的熬制过程中将禽肉、畜肉、鱼肉等高蛋白的食物持续加热，使肉中核蛋白成分分解为核苷酸并溶解于汤中，使汤呈现出鲜美的味道。作为广府人传承数千年的食补养生秘方，老火汤讲究文火慢煲，讲究火候，认为老火汤煲得越久越够火候，营养越丰富，很多时候会煲煮三四个小时以上。

常喝老火汤易诱发痛风发作

通常，煲汤的时间越长，汤汁就越鲜美，即"汤越老，味越鲜"，这是因为煲的时间越长，鲜味物质如核苷酸溶解于汤中就越多。同时，煲煮的时间越长，汤中的嘌呤成分也越高，而嘌呤是诱发痛风发作的元凶，经外源摄入的食物中的嘌呤极少被组织利用，而是通过氧化代谢产生尿酸，因此，嘌呤含量越高的食物，诱发痛风发作的风险也越高。

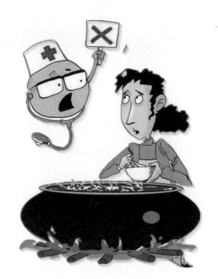

此外，若煲的时间过长，食物中许多营养成分会遭到破坏，蛋白质变性严重，维生素被过多破坏，因此，从营养学的角度来讲，并非煲汤时间越久，营养越丰富。

综上，痛风患者应远离老火汤，若实在想解馋，可只吃肉不喝汤。

12 识饮识食

——高纤维食品与痛风

- 大多数高纤维食品嘌呤含量较低。
- 高纤维食品有助于降低血糖及血脂。
- 高纤维食品多具有抗炎作用。
- 部分高纤维食品嘌呤含量并不低，应注意少摄入。

　　膳食纤维来源于植物，主要是一组不易在小肠被分解利用的糖类物质，具有能量值较低的特点，同时在肠道细菌的作用下发酵可产生短链脂肪酸，有助于肠道有益细菌生长从而发挥广泛的促进健康作用。高纤维食品是指富含膳食纤维的食品，常见的包括谷物、豆类、水果、蔬菜及坚果等。近年有研究表明，合适的高纤维饮食可能对痛风患者有益。

为什么高纤维食品对痛风患者有益？

　　首先，大多数高纤维食品嘌呤含量较低，所以痛风患者增加高纤维食品的比例时，高嘌呤食品的摄入比例随之相对下降。其次，高纤维食品多呈碱性，痛风患者多进食该类食物有助于促进尿酸排泄。再次，相当一部分痛风患者合并高血糖和（或）高血脂等代谢异常，目前大量研究表明高纤维食品有助于降低血糖及血脂。最后，痛风属于炎症性关节病，而高纤维食品多具有抗炎作用，故增加此类食物摄入有助于预防痛风发作，或帮助已经存在的痛风急性发作实现缓解。

▌ 高纤维食品可帮助痛风患者，有依据吗？

目前尚无关于高纤维食品直接治疗痛风的研究，仅有少量关于个别食物对痛风病情影响的报道。在基础研究中，Vieira等通过建立小鼠痛风模型，发现进食高纤维食品的小鼠中性粒细胞活性下降，从而缩短痛风急性发作的时间。痛风患者高纤维饮食相关的临床及基础研究还有待进一步开展。

▌ 多吃高纤维食品，痛风就会好吗？

不一定！第一，部分高纤维食品嘌呤含量并不都很低，如谷类中的荞麦、燕麦及麦麸，以及干豆类中的黄豆、赤豆及绿豆等，都属于粗粮，其嘌呤含量较高，大量进食也可能引起血尿酸升高。因此，痛风患者主食中的粗粮和细粮应均衡搭配。第二，果糖摄入增加可导致血尿酸生成增加及排泄减少，成为痛风发生的一个重要原因。因此，痛风患者应减少进食果糖含量高，也就是甜度较高的水果，如苹果、葡萄及梨等。最后，纵使再合理地进食高纤维食品，也不能替代规范的痛风治疗，如在急性发作期使用非甾体抗炎药，联合秋水仙碱和（或）糖皮质激素缓解关节炎症，而在慢性期使用降尿酸药达到治疗目标，都是不可或缺的。

总之，高纤维食品是痛风规范治疗之外的重要补充，因此食疗手段可一定程度帮助患者降伏痛风病魔。

13 小粽子，大讲究

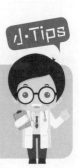

小·Tips

● 粽子对痛风的影响与馅相关。
● 红枣粽、豆沙粽、碱水粽、黄米粽含嘌呤成分较低，肉粽次之，烧肉粽、海鲜粽最高。

端午佳节，粽香飘飘。每到这个时候，街头巷尾总能闻到淡淡的粽香。痛风患者忌口多，佳节到来，选择什么样的粽子才既解馋又安全呢？

粽子的种类和成分

粽子种类可谓多种多样，什么牛肉的，羊肉的，猪肉的，豆沙的，枣泥的，水果的等等，只有你想不到的没有你吃不到的。常见的粽子品种见表8：

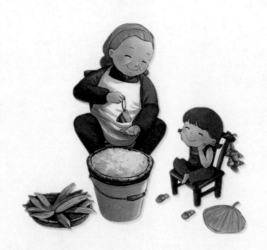

表8　粽子的种类和成分及其特点

代表	产地	成分及特点
北京粽	北京	糯米或黄米，红枣、豆沙，少数也采用果铺为馅。 个头大，斜四角形或三角形
裹蒸粽	广东	糯米、绿豆、咸蛋黄、冬菇、花生、五花肉、莲子等。 外形别致，状如锥子，丰富的材料充盈了口感的满足
碱水粽	广东、福建	糯米、碱、红枣、豆沙、白糖
四川辣粽	四川	糯米、红豆、椒粉、川盐、味精、少许腊肉。 四角形，香辣适口，风味独特
猪油夹沙粽	苏州	鲜肉、枣泥、豆沙、红小豆、砂糖、油脂。 长而细的四角形，油润清香
五芳斋	浙江嘉兴	上等白糯米、猪后腿鲜肉、豆沙、八宝、鸡肉等。 长方形，素有"江南粽子大王"之称
海南粽	海南	糯米、咸蛋黄、叉烧肉、腊肉、红烧鸡翅等。 海南盛产芭蕉叶，粽子用芭蕉叶包呈方锥形，重约0.5千克
黄米粽	山东	黄粘米、红枣、白糖
汨罗粽	湖南	糯米、腊肉或枣子。 粽子起源地，重在粽叶的挑选
蜂蜜凉粽	西安	糯米、蜂蜜。 始于唐代，历史悠久
烧肉粽	厦门、泉州	三层卤水猪肉、香菇、虾米、莲子、卤肉汤、白糖等。 驰名海内外，香甜嫩滑，油润不腻
烧肉粽	台湾	猪肉、干贝、芋头、蛤蜊干、鸭蛋等。 闽南风味，品种甚多
八宝粽	台湾	猪腿肉、肥膘、栗子、花生仁、萝卜干、鱿鱼、洋葱等
星冰粽	星巴克	果粒、焦糖、咖啡等。 清新口感，小巧外形，深得年轻人喜爱

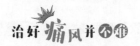

粽子品种丰富，除上述外，还有海参干贝粽、叉烧靓肉粽、多彩蜜豆粽、玫瑰豆香粽、板栗鲜肉粽、咖喱牛肉粽等，想想都令人垂涎三尺了吧。

接下来对比一下粽子常用的材料中，嘌呤含量如何（表9）。

表9　粽子常用材料的嘌呤含量

类别	材料	嘌呤含量/mg·100g^{-1}
主食	糯米	17.7
	大米	18.4
	黄米	7.3
豆类	红豆	53.2
	绿豆	75.1
	赤小豆	51
	莲子	40.9
	花生	95.3
素类	香菇	214
	果粒	1~8
	咸蛋黄	3.2
	板栗	34.6
	萝卜	8.9
	红枣	6
肉类	猪肉	132
	鸡肉	140
	虾米	137
海产	干贝	390
	蛤蜊干	316
	鱿鱼	89
	海参	4.2

粽子虽好，可不要贪嘴哦

从以上成分来分析，红枣粽、碱水粽、黄米粽含嘌呤成分较低，肉粽、海鲜粽含嘌呤较高。以广东咸肉粽为例，一个粽子大概包含：红豆30g、花生25g、绿豆15g、五花肉30g、咸蛋黄1个（70g）、瑶柱少量、糯米167g，合计粽子重量约337g，嘌呤含量约120.22mg。由此可见，粽子属于低嘌呤食物。

但是痛风病友常伴有高血脂、高血糖等代谢性疾病，甜粽含糖量较高，肉粽含脂肪量较高，那该怎么办？其实，无论是哪种粽子，痛风病友都可以浅尝几口，但应适可而止。况且粽子大部分由糯米组成，不太容易消化，不宜贪嘴。而过节期间，餐桌上很可能会觥筹交错，亦不宜贪杯哦。

14 小樱桃，大作用

——樱桃竟可抗痛风

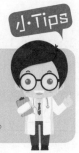

小·Tips

- 樱桃有降尿酸、抗炎的作用。
- 樱桃可在一定程度上减少痛风发作次数。
- 樱桃中含钾量高，肾功能不全、少尿的患者应尽量避免食用。

痛风，作为风湿性疾病中与饮食关系最密切的疾病，其发病常与摄入高嘌呤食物相关，控制饮食是除药物治疗之外的一个重要手段。若仅依靠药物而不注意饮食，痛风也往往无法得到满意的控制。近年来，膳食补充剂替代疗法逐渐成为痛风疾病管理的一种新思路和新趋势。膳食补充剂包括咖啡、樱桃、牛奶以及其他水果和蔬菜等，之前我们已经详细讲述了咖啡与痛风的关系，下面再来聊聊樱桃与痛风的那些事儿。

临床实践及实验研究已表明，樱桃具有抗炎镇痛、改善睡眠质量、延缓衰老等作用，而其对痛风的作用也已受到广泛关注，国内外多项研究均已证实樱桃可降低血尿酸水平，降低痛风发作风险。

早在2003年就有文献报道食用樱桃可降低女性血尿酸水平。该研究以10名22～40岁的健康女性为研究对象，一天食用樱桃280g，结果发现食用樱桃后尿液中尿酸排泄增加，且血液中尿酸水平下降。在最近的一项研究中，Belt等给予12名参与者饮用樱桃浓缩汁，两天后发现实验组血尿酸水平较对照组明显降低。2007年Schlesinger等研究发现，樱桃能减少急性痛风的发作次数，其中55%的患者在开始饮用樱桃汁后的60天内停用了日常服用的非甾体抗炎药且没有急性痛风发作。在Zhang Y等进行的流行病学研究中，新鲜樱桃及其提取物对痛风的治疗作用也得到了证实。该研究发现樱桃摄入能降低35%的痛风发病风险。近年的另一项研究中发现，每天坚持饮用酸樱桃汁的患者中，半数在坚持食用的4个月内急性痛风发作次数减少超过50%，值得注意的是，该研究中36%的患者在接受酸樱桃汁治疗后的4～6月内都没有接受任何降尿酸治疗，而痛风并未复发。

国内文献报道中亦有关于樱桃用于治疗痛风性关节炎的报道。来自蒲昭和等的研究发现，痛风发作患者食用樱桃几天之内关节可有消肿、疼痛减轻的表现。来自韩文婷等的研究发现，樱桃冻干粉可减缓痛风性关节炎所致大鼠足爪肿胀，抑制炎症反应，其机制可能与樱桃中花青素能够抑制促炎因子白细胞介素6和肿瘤坏死因子-α（TNF-α）生成，从而降低组织中炎性因子前列腺素E_2和一氧化氮（NO）水平有关。

尽管有多项研究证实樱桃的降尿酸作用，但其降尿酸的机制仍存在争议。Schlesinger等发现樱桃浓缩汁有抗炎作用，樱桃中的花青素和其他酚类可抑制活化巨噬细胞产生NO和降低TNF-α的生成，在体外可抑制环氧化酶Ⅱ的活性，并认为这是其降低血尿酸，预防痛风发作的原因，而Gelber等人则认为是樱桃中丰富的维生素C起到了作用。然而，从目前的文献报道来看，维生素C对降低尿酸和治疗痛风的作用仍存在较大争议。早前的研究认为维生素C能够降低血尿酸并对痛风有治疗效果，但近年的研究则认为其效果有限。因此，对于维生素C降低尿酸和治疗痛风的作用仍需进一步研究。

最后要提醒大家，樱桃虽好，却不能贪嘴，尤其对肾功能不全、少尿的患者。因为樱桃中含钾量高，若食用过多，可导致高血钾，甚至可引起严重心律失常。

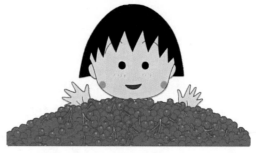

痛风患者如何科学喝水?

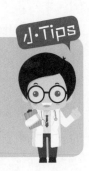

小·Tips

- 多喝水、多排尿可以促进尿酸排泄。
- 痛风患者应保证每天至少喝2 000mL的水。
- 在炎热的夏天, 或者运动出汗后, 需要喝更多的水。
- 应遵循"少量多次"的原则。

水, 人体细胞内环境的重要组成部分, 占成人体重的60% ~ 70%, 是细胞赖以生存的重要物质之一。人体每天通过汗液、尿液把人体代谢产生的毒素排出体外, 其中, 尿液是人体血尿酸排出的最重要的途径。对于痛风患者, 若体内的水分不足, 尿液和汗液都会变少, 尿酸就无法顺利地从人体内排出, 导致人体血尿酸进一步升高, 从而影响疾病的治疗。良好的生活方式和饮食习惯是痛风长期治疗的基础, 因此, 痛风患者学会如何科学喝水, 使得人体的尿酸顺利排出体外, 十分重要。

高尿酸血症是痛风的主要病因和发病机制。以下我们来谈谈痛风患者的喝水问题。

痛风患者若少喝水会有什么危害?

首先, 对于痛风患者, 喝水少可引起尿酸的排泄减少, 导致血尿酸升高, 从而导致痛风发作频率增加、痛风石的形成和破溃, 最终造成关节、器官损害; 其次, 血尿酸升高对其他系统也产生影响, 如高尿酸血症患者具有较高的高血压与冠心病、泌尿系结石与肾功能损害等风险。

痛风患者每天饮水量多少为宜？

正常人每天尿量为1 200～1 500mL，痛风患者想要从尿液排出更多的尿酸，就必须排出比正常人更多的尿液。俗话说"一天8杯水"，该说法来自于1945年美国食品与营养董事会的一套"8×8"理论，也就是每人每天大概需要喝8杯8盎司的水，经单位换算后约为1 900mL。

痛风患者喝水要比正常人更加积极，要保证每天至少喝水2 000mL，这还不包括吃饭时喝汤以及其他饮料（如牛奶、豆浆等）。这里的2 000mL只是一个参考数值，在炎热的夏天，或者运动出汗后，水分通过汗液蒸发，会导致尿量减少，因此需要补充更多的水分。但每天的喝水量最好不要超过3 000mL，因为喝水太多也会导致人体水的潴留，加重肾脏排泄负担，甚至会引起水中毒。

痛风患者应如何喝水？

或许有人会认为，只要每天喝够2 000mL的水就足够了，于是短时间内大量喝水，其余时间因忙碌等原因而不喝水，这也是错误的。喝水时，应遵

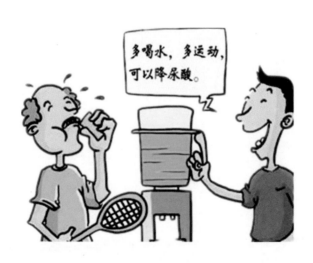

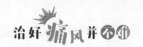

循"少量多次"的原则，即每次应小口小口地喝，这样才能更有效地吸收水分；不应等感到口渴时才喝水，因为感到口渴时，人体往往已经处于缺水状态；避免饭前、饭后半小时内大量喝水，因为饭前、饭后大量喝水可冲淡消化液、影响食物的消化和吸收。

喝茶能否代替喝水？

茶叶中含有300多种对人体有益的化学成分，因此受到人们的广泛喜爱。但茶水中也含有少量的嘌呤，虽然喝茶是否会升高血尿酸目前没有定论，但对于痛风患者来说，虽可适当喝茶，但每天水分的补充仍应以白开水为主。

16 苏打水能否治疗痛风？

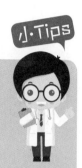
苏打水来源于英译Soda water一词，也叫碳酸水、起泡水等。最早的苏打水是在一定压力下将二氧化碳溶入水中的一种饮料。英国化学家约瑟夫·普利斯特里是发现苏打水制作方法的第一人。当时，人们多是用二氧化碳和氮来灭鼠。约瑟夫·普利斯特里无意中将气体加入水之后发现口感宜人，于是他为朋友提供碳酸水作一种新的饮料，苏打水也就这样诞生了。随着饮料厂商对人们口味的不断挖掘，除了二氧化碳以外，各种食品添加剂（如碳酸氢钠）的不断使用，以致现今苏打水的种类大大增加，众所周知的可口可乐、百事可乐、雪碧等都属于苏打水的范畴。

而如今不少传言说"苏打水"或者"弱碱水"能够治疗痛风！？这些观点出现的原因，是有人认为痛风是因为体内"酸性的物质"如尿酸等过多引起的，用"苏打水"或"弱碱水"可中和尿酸。这种传言很有诱惑性，容易让不明就里的患者上当受骗。实际上至今并没有证据支持哪种食物或者哪种饮品能够真正影响人体内的pH值即酸碱性的，更不可能简单通过调节体内酸碱性来达到治疗痛风的目的。人体有一套精密的酸碱平衡调节系统，会精确地将人体内环境的酸碱度调节在适宜的范围，并不会简单地因为某种食物改变体内的酸碱性，因为这个酸碱范围对人是否能健康存活至关重要。一个更容易理解的例子，正如喝醋不能使人体变得"更酸"一样，苏打水或者碱性水也不可能让人体变得更碱性。反而，部分苏打水因含果糖添加剂而跟痛风的发生直接相关。此外，由于二氧化碳在消化道中的释放常引起胃肠胀气，因此碳酸水可能会加重肠易激综合征的症状。

所以，苏打水并不能有效治疗痛风。

对于痛风患者来说，真正需要在意的并不是喝什么水，而是要喝足够的水（每天至少2 000mL以上）。对苏打水爱好者的好消息是普通的苏打水（无果糖等添加剂）同样也是可以饮用的。通过多喝水，促进尿酸溶解和排尿，从而促进尿酸的排泄，最终协助痛风的预防和治疗。而更加关键的是饮食的控制、规律的服药及适量的运动。这些"困难事"远远要比网上的各种传言靠谱、有效。

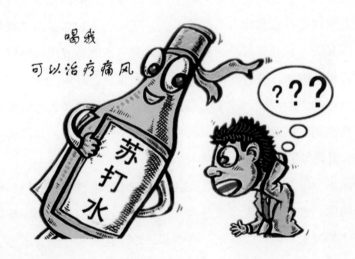

"欲把西湖比西子,从来佳茗似佳人"

——痛风患者可以喝茶吗?

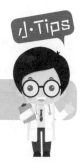

- 喝茶到底对血尿酸有无影响,目前仍不明确。

"欲把西湖比西子,从来佳茗似佳人",中国的茶道,源远流长。在紧张忙碌的工作之余,邀请三两好友,泡上一壶好茶,"识得此中滋味,觅来无上清凉"。而对于患有痛风和高尿酸血症的茶友而言,能否喝茶,与茶香不香一样,都是不可不关注的事情。

最近,有这么一篇文章,通过系统性回顾和Meta分析,探讨了喝茶与血尿酸水平和痛风的发生风险的关系。

作者纳入了15项相关的观察研究,并对里面的9项研究进行了荟萃分析。其中,7项研究探讨了喝茶与血尿酸水平的关系,发现茶的摄入量与血尿酸水平并没有显著相关性。其中有3项研究对喝茶种类和血尿酸水平的相关性进行了亚组分析,发现绿茶的摄入量与血尿酸水平呈正相关。而对于痛风发生的风险,2项前瞻性队列研究均发现,无论男女,喝茶的多少与痛风发生的风险并无相关性。因此该文章作者认为,基于现有的证据,喝茶与血尿酸水平、高尿酸血症和痛风发生的风险并不相关。

然而,如前文所述,也有少数研究发现,喝绿茶可能与人血尿酸水平呈正相关,即喝绿茶可能导致血尿酸升高。但这个结论却与在实验动物上的研究结果是截然相反的。既往有不少以鼠类为实验对象的研究,观察了绿茶提取物茶多酚对动物血尿酸水平的影响。结果发现,茶多酚可以降低此类动物的血尿酸水平,甚至促进尿酸排泄。所以,文章作者认为,有可能该荟萃分析纳入的研究较少，弱化了本结论的可靠性。

此外，人们喝的是绿茶，并非单纯的绿茶提取物茶多酚，茶里面可能含有许多其他成分，抵消了茶多酚对血尿酸的影响。另外，也有研究发现，茶多酚对血尿酸的影响可能与个体血尿酸水平有关：可能增加正常人血尿酸水平，却降低高尿酸血症患者血尿酸水平。

作者最后也强调，目前喝茶与痛风、高尿酸血症间关系的研究数量尚较少，且缺乏高质量的研究，如研究多以每天摄入多少杯来衡量喝茶的多少，却忽视了茶的浓度和杯子的大小所带来的影响，这让茶的摄入量难以进行等级划分，对研究结果带来影响。另外，研究纳入的影响因素、茶叶的品种不一致，都可能对研究结果带来影响。因此，有关喝茶对血尿酸水平、高尿酸血症和痛风发生风险的影响，需要更多规范的、高质量的研究去进一步阐明。

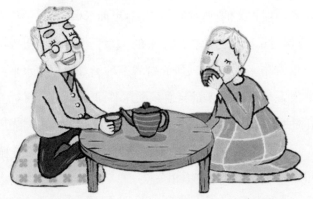

欲把西湖比西子

从来佳茗似佳人

第7章

痛风的科学治疗

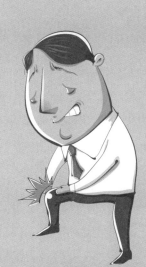

轻松治好痛风不是梦

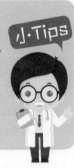

- 不断发展的风湿免疫科、检查手段的多样化、科学的饮食和运动管理以及不断丰富的治疗药物使痛风治疗逐渐变得轻松。
- 然而，许多痛风患者的治疗依然常常被耽误，规范痛风的防治依然任重道远。
- 部分痛风可以实现临床治愈。

小·Tips

痛风历史上曾被称为"王者之病"，因只有少数的达官显贵才患有该病。当时由于药物缺乏，即使帝王将相，也会被痛风折磨得"举手投降"。如今，痛风已由罕见变得流行，正逐渐成为许多人下一秒就可能患上的疾病。幸亏随着医学的发展，痛风已不再难以对付，主要体现在以下几个方面：

不断发展的风湿免疫科

从20世纪70年代我国风湿病学开始起步至今，短短的40年间，风湿病学在我国的发展欣欣向荣，风湿免疫科在全国各地如雨后春笋般出现，从事风湿免疫病诊治工作的医师也逐年增加。截至2015年，中华医学会风湿病学分会专科医师注册系统中已有1 361个风湿病学中心和7 034名风湿病学医师在册。中华医学会风湿病学分会近期提出"一市、一科、一中心"的计划，也极大促进了地方风湿病学的发展。此外，无论是中华医学会风湿病学分会，还是美国风湿病学会和欧洲抗风湿病联盟，都发布并定期更新指南指导痛风的规范诊治和管理。我国风湿病学的不断发展和一系列规范指南的提出，为越来越多的痛风患者带来福音。

检查手段的丰富

有一种观念深入人心：关节肿痛，如果查血尿酸高，就是痛风；如果不高，就不是。然而，事实却与这种观念大相径庭：血尿酸高并不一定是痛风，而痛风发作时有许多患者的血尿酸是正常的。除了抽血检查血尿酸，我们还有许多检查手段可以选择。比如X线、超声和双能CT。特别是超声和双能CT检查，使得痛风的诊断和鉴别诊断更加容易。另外，偏振光显微镜的使用，可发现尿酸钠结晶存在，为痛风诊断提供了直接证据。

科学的饮食和运动管理

"管住嘴，迈开腿"是痛风患者生活中的重要任务。痛风的饮食调养原则强调亲近低嘌呤饮食，适量摄入中嘌呤饮食和偶尔食用或避免高嘌呤饮食。痛风患者的运动也需要强调科学的原则。适度、科学的运动对于痛风患者来说也很有必要。本书也回答了患者在饮食、运动方面关心的许多问题：有什么需要忌口的；能否吃豆制品；喝酒对痛风的影响；能否喝咖啡；吃甜饮料有哪些危害；痛风患者应该如何进行康复锻炼和康复以后应该选择哪些合适的运动等。这些内容为痛风患者进行科学的饮食和运动管理提供参考。

不断丰富的治疗药物

秋水仙碱、非甾体抗炎药以及糖皮质激素等药物的出现极大缓解了痛风患者的关节肿痛症状。而自从第一个降尿酸药物——丙磺舒问世后，不断有新的降尿酸药物诞生用于临床，比如别嘌醇、苯溴马隆和非布司他，极大地丰富了痛风降尿酸的手段。雷西纳德（Lesinurad）、聚乙二醇重组尿酸酶注射液（Krystexxa）作为新型降尿酸药物也已在国外上市。目前，多种新型降尿酸药物也正在进行临床验证中，如阿卤芬酯、曲尼司特、来辛奴拉等。相

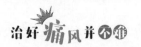

信在不久的将来，痛风患者会有更多的药物可选择。

部分痛风可以临床治愈，但规范痛风的防治依然任重道远

《2016年欧洲抗风湿病联盟痛风管理建议更新》明确提出痛风的治疗目标是"治愈"。部分痛风患者完全有可能达到停药后而痛风不再发作的目标。我们都知道，痛风的根源在于高尿酸血症。而痛风患者通过生活方式干预和药物治疗，将血尿酸水平长期控制达标，就有可能逐渐把组织内（关节腔、皮下等）的尿酸盐结晶溶解。而当组织内尿酸盐晶体溶解干净后，继续维持血尿酸水平达标，不再产生新的尿酸盐结晶，痛风发作频率会明显降低甚至不再发作，此时痛风就算被治愈了。因此，理论上痛风是可以临床治愈的。

临床实践中，有部分痛风患者积极地遵从医生的医嘱，采取正规治疗，规律用药，摒弃饮酒、高嘌呤饮食等生活习惯，病情逐渐好转，随后治疗痛风的药物也逐渐减量，有些患者甚至停用药物后，痛风也长期不再复发，实现了痛风的临床治愈。

然而，令人遗憾的是，调查显示仅仅有少部分痛风患者能够严格进行生活方式的干预和接受规范的痛风治疗。大部分患者治疗痛风很随意，用药依从性也很差，导致痛风反复发作，甚至逐渐出现一系列的并发症，错失了治疗的最佳时机。我们在临床上也遇到这样的患者：几十年来痛风反反复复发作；全身长满痛风石；痛风石溃破出现伤口，长期卧病在床；甚至因为痛风太严重而导致尿毒症或截肢。这些患者或因为讳疾忌医，或因为没有接受规范的治疗常年饱受病痛折磨，苦不堪言。而也有不少痛风患者在疼痛症状控制以后，没能坚持降尿酸达标治疗和接受科学的慢病管理。因此，虽然痛风是一种比较容易治疗的疾病，规范痛风的防治依然任重道远，需要整个社会共同努力，让更多的人认识痛风，接受规范的治疗，从而远离痛风！

2 痛风的治疗目标

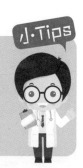

小·Tips

- 坚持长期降尿酸治疗是获得最佳预后的关键。
- 所有痛风患者血尿酸控制目标为<360μmol/L（<6mg/dL）。
- 对于严重的痛风患者，如有痛风石或频繁急性发作者，血尿酸治疗目标应<300μmol/L（<5mg/dL）。

目标治疗是近年来关于慢性病管理的重要理念，其主要目的是在无法根治疾病的情况下尽可能使患者的预期寿命、生理和心理功能接近正常。在此前提下，尽可能少用药物，避免药物的毒副作用。近年来缓解痛风发作及降尿酸新药不断问世，各国也逐渐出现了不少关于痛风治疗的建议或指南。2017年，德国学者Kiltz在《风湿病学年鉴》杂志发文探讨痛风的目标治疗，其核心观点包括四项原则及九个建议。

四项原则

（1）痛风是一种降低生活质量并缩短预期寿命的慢性严重疾病，但它是可以得到有效控制的。

（2）为了清除尿酸结晶并改善患者预后，需强制降低并维持血尿酸水平在预设治疗目标以下。

（3）痛风的成功管理包括疾病全方位的教育和患者全过程参与决策。

（4）坚持长期降尿酸治疗是获得最佳预后的关键。

九个建议

（1）规律监测血尿酸浓度，及时调整降尿酸治疗以达到治疗目标。

（2）所有痛风患者血尿酸控制目标为<360μmol/L（<6mg/dL）。

（3）对于严重的痛风患者，如有痛风石或频繁急性发作者，在实现临床缓解前血尿酸治疗目标应<300μmol/L（<5mg/dL）。

（4）痛风急性发作应立即使用抗炎药物治疗，但同时注意药物的安全性。

（5）开始降尿酸治疗后，应预防痛风急性发作6个月以上。

（6）所有痛风患者在确诊时应评估并定期检测肾功能情况。

（7）规律评估和治疗影响痛风治疗和结局的合并症。

（8）在患者教育和援助过程中，要重点强调可改变的危险因素。

（9）家庭医生应为患者提供关于痛风及其管理的便利咨询。

总而言之，预防尿酸盐结晶形成、促进已形成的尿酸盐结晶溶解及防止痛风急性发作是基本内容。对于多数患者而言，最为关心的还是在急性发作期如何控制关节肿痛，以及在慢性期如何降低尿酸。

首先，对于痛风急性发作的患者，控制症状的首选药物是非甾体抗炎药，如塞来昔布、依托考昔及美洛昔康等；此外，也可考虑使用秋水仙碱。对于有并存病而不适合使用上述药物的患者，糖皮质激素是一种替代的选择。对于大关节积液的患者，可选择关节腔穿刺抽吸积液后局部注射糖皮质激素。

对于慢性期的患者，应坚持降尿酸治疗并使血尿酸维持在目标值以下。具体而言，患者应改善生活方式，合理控制饮食，主动学习痛风相关知识，定期复诊检测血尿酸水平以调整治疗。目前市面上可选择的降尿酸药物主要包括别嘌醇、非布司他及苯溴马隆等，患者需要在医务人员指导下坚持治疗。

痛风的目标治疗目前仍处于起步阶段，期望结合这一新的治疗理念，广大痛风患者会有一个更好的未来。

痛风合并慢性肾病可以用秋水仙碱吗?

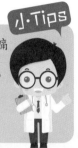

- 对处于慢性肾脏病（chronic kidney disease，CKD）1~2期的痛风患者，其急性痛风发作的预防及治疗，可以使用秋水仙碱。
- 对于CKD3~5期而不得不使用秋水仙碱的痛风患者，应按肾功能不全的严重程度考虑减量使用或禁用。

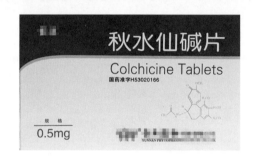

秋水仙碱是一种百合科植物，早在千年以前就有用其种子和球茎萃取物治疗痛风的记录，其有效成分——"秋水仙碱"可有效抑制细胞有丝分裂，减轻炎性反应。大多数情况下，只要使用得当，秋水仙碱对缓解痛风导致的关节疼痛能够起到良好的效果。2012年美国风湿病学会指南指出，急性痛风发作36小时内服用秋水仙碱，可缓解痛风发作。

然而秋水仙碱的中毒剂量和起效剂量很接近，可引起恶心、呕吐、腹泻等副作用，且其细胞毒性较大，甚至可导致肝损害、肾脏衰竭、骨髓抑制等并发症。而打开秋水仙碱的说明书，更是写有"对骨髓增生低下，及肝、肾功能不全者禁用"。所以对于CKD 3~5期患者急性痛风发作的治疗及预防，建议首选其他药物。而对于CKD 1~2期患者急性痛风发作的治疗及预防，秋水仙碱是可以使用的［CKD功能分为5期（表10）］。当CKD 1期时，可使用

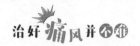

首剂1.2mg，1小时后无效追加0.6mg（注：国外秋水仙碱多为每片0.6mg，而国内多为每片0.5mg）；当CKD 2期时，可使用0.6mg，2次/天，这个过程中应严密观察其有无上述不良反应。

因肾功能不全会显著减少秋水仙碱的清除率、增加药物毒性，其剂量应根据肾功能情况酌减。对于CKD 3～5期而不得不使用秋水仙碱的患者，应按肾功能不全的严重程度考虑减量使用。中国慢性肾脏病患者合并高尿酸血症诊治共识专家组指出，当eGFR在30～35mL /（min·1.73m^2）时应减量使用，而eGFR＜30mL /（min·1.73m^2）时禁用。以上还需根据患者的一般情况、体重、年龄、合并用药情况进行调整，密切观察，警惕秋水仙碱中毒。

表10　慢性肾脏病分期

肾功能分期	描述	GFR/mL·min^{-1}·1.73m^{-2}
1	伴正常或GFR↑的肾损伤	≥90
2	伴轻度GFR↓的肾损伤	60～89
3	中度GFR↓	30～59
4	严重GFR↓	15～29
5	肾衰竭	＜15（或透析）

4　哪些药物可以降尿酸

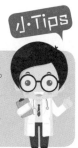

● 临床常用降尿酸"三剑客"：别嘌醇、苯溴马隆和非布司他。
● 多种降尿酸新药值得期待。
● 临床医生应根据痛风病人特点选择合适的降尿酸药。

在痛风的治疗中，饮食控制与药物治疗两手都要抓，很多痛风患者经过严格控制饮食后尿酸仍不能达标，因此常需使用降尿酸药物。目前市面上降尿酸药物分为抑制尿酸生成药、促尿酸排泄药、尿酸酶制剂和碱性药物。

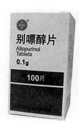
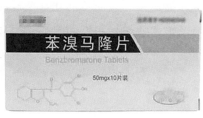
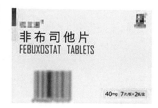

抑制尿酸生成药

抑制尿酸生成药为黄嘌呤氧化酶（XO）抑制剂，主要通过抑制嘌呤合成的起始阶段而降低血尿酸，应用最多的是别嘌醇和非布司他。

（1）别嘌醇　别嘌醇是一种嘌呤类似物，主要通过竞争性抑制XO，阻断黄嘌呤、次黄嘌呤转化为尿酸，减少尿酸的生成，适用于尿酸产生过多、对促尿酸排泄药过敏或无效及不宜使用促尿酸排泄药的痛风患者。主要副作用有药物热、皮疹、胃肠道刺激、骨髓抑制、肝肾功能损害，有时可发生严重的致死性别嘌醇超敏反应综合征。

（2）非布司他　非布司他是一种新型非嘌呤类高效选择性XO抑制剂，降尿酸作用强于别嘌醇，且极少出现致死性超敏反应综合征，尤其适用于肾功能不全、对促尿酸排泄药有禁忌、别嘌醇过敏或不耐受的痛风患者。主要不良反应为肝功能异常、恶心、关节痛、皮疹、腹泻和眩晕等。

促尿酸排泄药

促尿酸排泄药主要是通过抑制近端肾小管对尿酸的重吸收，以利于尿酸排泄，主要包括苯溴马隆、丙磺舒和苯磺唑酮。

（1）苯溴马隆　苯溴马隆为苯丙呋喃衍生物，可抑制近曲小管对尿酸的重吸收，完全抑制URAT-1对尿酸的转运。副作用有胃肠道反应如腹泻、皮疹、肾绞痛及粒细胞减少等，罕见副作用为暴发性肝炎，肾结石患者禁用。

（2）丙磺舒　丙磺舒为苯甲酸衍生物，可抑制尿酸在近曲小管的主动再吸收，增加尿酸的排泄而降低尿酸浓度，缓解或防止尿酸盐结晶生成，减少关节损伤，促进已形成的尿酸盐溶解，无抗炎、镇痛作用，用于慢性痛风的治疗。主要不良反应为胃肠道反应、皮疹、过敏反应、骨髓抑制等，对磺胺类药物过敏及肾功能不全患者禁用。因其常干扰许多药物在肾小管的分泌，导致了药物之间的相互作用，目前临床很少使用。

（3）苯磺唑酮　苯磺唑酮为保泰松衍生物，通过竞争性抑制尿酸在近曲小管主动再吸收，从而增加尿酸从尿中排泄，降低尿酸浓度，和丙磺舒合用有协同作用。主要不良反应为胃肠道反应、皮疹、骨髓抑制等，偶见肾毒性反应，有轻度钠、水潴留作用。临床上较少应用。

尿酸酶制剂

尿酸酶制剂主要通过分解尿酸为易于分泌排泄的尿囊素而发挥作用，降尿酸作用快而强，有时会诱发痛风急性发作。该类药物的最大问题是抗原性较强，易过敏，需静脉注射，包括拉布立酶、培戈洛替酶和聚乙二醇化尿酸氧化酶。

（1）拉布立酶　拉布立酶是在酵母菌培养物中提取的一种重组黄曲霉菌尿酸氧化酶，能够有效降低肿瘤所引起的高尿酸水平，常见不良反应为发热、恶心、呕吐及皮疹，严重不良反应少见。

（2）聚乙二醇化尿酸氧化酶　普瑞凯希是一种重组的聚乙二醇化尿酸氧化酶，美国和欧洲已经上市，用于治疗难治性痛风，主要副作用是过敏反应，由于价格极其昂贵，目前尚未在国内外广泛使用。

碱性药物

碱性药物如碳酸氢钠或枸橼酸氢钾钠可碱化尿液，维持尿液pH值在6.5左右，使尿酸不易在尿中积聚形成结晶，而是溶解于尿中并随尿液排出体外。

近年来，应用降尿酸药物治疗痛风取得了一定的进步，但目前品种仍较少，选择受限，且需要长期服用，一旦停药血尿酸水平又会升高，患者的依从性较低，因此亟需开发新的降尿酸药物。而随着对痛风的关注，众多新型降尿酸药物被研发，主要针对肾小管上皮细胞上多种尿酸转运蛋白为研究靶点，目前正在研发的新药包括乌地辛、来辛奴拉、曲尼司特、阿卤芬酯、RDEA3170、UR-1102、KUX-1151、RLBN-1001/2020/3010等，对于这些新型药物我们应该理性看待，需要更长远的临床监测及临床和基础研究以证实其有效性和安全性。

痛风患者服用别嘌醇前建议检测HLA-B5801基因

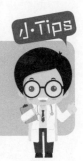

- HLA-B5801阳性的患者服用别嘌醇出现严重药物过敏反应的可能性较大。
- 服用别嘌醇前检测HLA-B5801可帮助降低该风险。

为什么要进行HLA-B5801基因检测？

别嘌醇是降尿酸的常用药物。而HLA-B5801是人类庞大基因组中的一个基因，它与别嘌醇引起的严重皮肤超敏反应密切相关。在亚裔人群中（包括我国），HLA-B5801的阳性率较高，服用别嘌醇存在严重皮肤超敏反应风险，因而亚裔人群服用别嘌醇需要慎重。早在2008年，中国台湾地方行政部门就已经发布指令，在服用别嘌醇前必须进行HLA-B5801基因检测。美国风湿病学会在2012年的痛风诊治指南中也建议亚裔人群在服用别嘌醇前应进行HLA-B5801基因检测。

因此，为了提高别嘌醇使用的安全性，尽可能避免因使用别嘌醇而发生严重的过敏性药疹甚至导致死亡，很多医院近年已开展了HLA-B5801基因检测。

别嘌醇可引起哪些皮肤药物超敏反应？

少部分服别嘌醇的患者临床上可出现轻重不一的皮肤过敏反应，从轻度的斑丘疹到严重皮肤过敏反应均可出现。

斑丘疹主要表现为对称性的皮肤红斑或丘疹，通常不累及黏膜。严重皮肤过敏反应包括有史蒂芬强森症候群、毒性表皮溶解症及药物高敏反应综合征等。史蒂芬强森症候群和毒性表皮溶解症被认为是同一种疾病发展的不同阶段，表现为皮肤或黏膜上累及不同比例体表面积的快速发展的斑疹和靶样皮损。史蒂芬强森症候群较为局限，累及<10%的体表面积；而毒性表皮溶解症更为严重，累及≥30%的体表面积；而当史蒂芬强森症候群与毒性表皮溶解症重叠出现时，常累及10%～30%的体表面积。药物高敏反应综合征是指除皮疹（包括毒性表皮溶解症、史蒂芬强森症候群、多形性红斑以及弥漫性斑丘疹或剥脱性皮炎）外，还常伴发热、淋巴结肿大及血液系统异常（如嗜酸性粒细胞增多、非典型性淋巴细胞增多），并导致以下至少一种临床表现：急性肝细胞损伤、肺炎、心包炎及肾炎等。

进行HLA-B5801基因检测需要注意什么？

样本为EDTA抗凝全血，无需空腹抽血，血液采集后尽快检测。样本应避免溶血，溶血可能会影响实验结果。样本如含有高浓度的胆红素、脂质及阿司匹林也会影响试验结果。HLA-B5705、-B5804、-B5805、-B5809、-B5810、-B5811、-B5812、-B5813、-B5815、-B5817、-B5819、-B5821、-B5822、-B5823、-B5824、-B5828等共16个HLA-B亚型对HLA-5801的检测可能造成假阳性结果。

HLA-B5801基因检测结果呈阳性提示患者携带有HLA-B5801基因。虽然携带该基因的患者使用别嘌醇后出现药物过敏的风险远远高于不携带该基因的人群，但也并不是携带该基因的患者使用别嘌醇后就必然会出现过敏反应，因此临床医生需要结合患者的具体情况进行综合分析，而不能只以检测结果作为临床是否用药的唯一依据。

6 不痛也是病，得治！

——关注无症状高尿酸血症

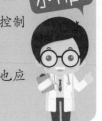

- 无症状高尿酸血症合并心血管危险因素或心血管及代谢性疾病者，血尿酸＞480μmol/L，应开始积极降尿酸治疗，并控制至＜360μmol/L。
- 如果不合并心血管危险因素的，血尿酸＞540μmol/L者，也应开始降尿酸治疗，并控制至＜420μmol/L。

医生，我体检结果提示尿酸高了，要注意些什么吗？

医生，我尿酸高了很多年了，但是一直没有关节痛，是不是说明我不用治疗啊？

医生，我又高血压又高血脂，现在尿酸也高了，怎么办？

在门诊，很多病友会关心"无症状高尿酸血症是否需要治疗？""不痛不痒的，也要吃药吗？"等问题。如今，高尿酸血症的发病率越来越高，它已成为继"高血压""高血糖""高血脂"之后的第四高，也是"吃货们"的一个心腹大患。高尿酸血症要不要处理，且听专家为您解答。

众所周知，高尿酸血症与痛风密切相关，那么是怎样界定高尿酸血症的呢？国际上将高尿酸血症定义为：正常嘌呤饮食状态下，非同日2次空腹血尿酸水平，男性＞420μmol/L，女性＞360μmol/L。根据血尿酸和尿尿酸排泄情况分为3型：尿酸排泄不良型、尿酸生成过多型、混合型。因此，我们要了解高尿酸血症的成因，除了定期监测血尿酸水平，还应测量尿尿酸水平来综合分析。

那么，长期的高尿酸有什么危害呢？在长期无症状高尿酸血症患者的关节和肌腱中，超声检查可发现30%～50%的患者有尿酸盐沉积。近年，利用双源CT同样可以发现，无症状高尿酸血症患者中，85%～90%的患者在首次发作痛风之前就已经有尿酸盐沉积。也就是说，在痛风发作之前，其实尿酸盐已经在关节、软组织甚至内脏中潜伏了很长时间。而高尿酸血症对人体的影响，远不止是引起关节痛那么简单。

高尿酸血症常喜欢与高血压、肥胖、高血脂、胰岛素抵抗等"小伙伴"一起作怪。首先，高尿酸血症可以导致肾结石、痛风性肾病，增加肾功能衰竭的风险。其次，高尿酸血症患者发生糖尿病的风险较正常者增加。其机制与胰岛素抵抗相关。一项纳入8个前瞻性队列研究的Meta分析结果提示，血尿酸每增加60μmol/L，2型糖尿病的发生风险则增加6%。再次，高尿酸血症与高血压存在因果关系，大量研究表明，血尿酸水平每增加60μmol/L，高血压发病率相对危险增加13%。最后，高尿酸血症是冠心病、心力衰竭、缺血性脑卒中的发生及死亡的独立危险因素。因此，对高尿酸血症切不能掉以轻心！

大量数据表明，对无症状高尿酸血症进行降尿酸治疗，有利于改善痛风以外其他并发症的结局。那哪些情况需要治疗呢？

对于无症状高尿酸血症何时开始治疗，不同国家和地区的指南推荐并不完全一致。2017年中国高尿酸血症相关疾病诊疗多学科专家共识中提到：如果无症状高尿酸血症合并心血管危险因素或心血管及代谢性疾病者，血尿酸>480μmol/L，应开始积极降尿酸治疗，并控制至<360μmol/L；如果不合并心血管危险因素的，血尿酸>540μmol/L者，也应开始降尿酸治疗，并控制至<420μmol/L。《2014年欧洲抗风湿病联盟指南》也提出，痛风首次发作年龄<40岁、血尿酸水平>480μmol/L者，应积极干预。

痛风怎样治疗才算达标？

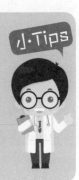
临床上我们将血尿酸男性＞420μmol/L（7mg/dL）、女性＞360μmol/L（6mg/dL）定义为高尿酸血症。但是不少痛风朋友会有这样的疑问："为什么复查血尿酸水平都在正常范围了，医生还要我继续吃降尿酸药呢？"这就涉及一个痛风治疗达不达标的问题了。尿酸水平正常了，并不意味着治疗已经达标。

什么是痛风的达标治疗

首先，我们先了解一下什么是痛风的达标治疗。

由于在37℃、pH为7.4的条件下，＞420μmol/L的尿酸可形成结晶及聚集成团。这意味着当血尿酸＞420μmol/L时，机体血液或组织液中尿酸呈过饱和状态，尿酸不能溶解在其中，便会沉积于关节滑膜、软组织或器官等处，引发机体损害。研究表明，血尿酸在360～414μmol/L（6.0～6.9 mg/dL）时，痛风往往就已经开始出现（图21）；且随着血尿酸升高，痛风的发生率也逐渐升高（血尿酸＜420μmol/L，痛风的发生率为0.1%；血尿酸在420～534μmol/L，痛风的发生率为0.5%；血尿酸＞540μmol/L，痛风的发生率为4.9%）。由此可知，血尿酸＜420μmol/L对痛风患者来说，其实并非一个绝对安全的水平。

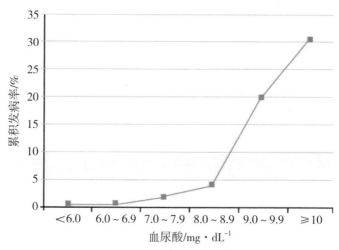

图21 痛风发病率与血尿酸水平的关系

痛风的有效达标治疗是指血尿酸水平持续稳定低于尿酸在血液中的饱和度，从而促进尿酸盐结晶的溶解并阻止新结晶形成。2016年欧洲抗风湿病联盟设定的血尿酸达标值为300μmol/L或360μmol/L。即要使尿酸盐结晶溶解或阻止新结晶形成，需保持血尿酸水平＜300μmol/L（绝经前女性、有痛风石、频繁发作的严重痛风患者）或360μmol/L（男性和绝经后女性）。

"达标治疗"有什么好处

长期维持血尿酸＜360μmol/L，一方面可使尿酸一直低于其饱和度，让机体对血尿酸水平的波动具有更好的调节及耐受能力；另一方面更低的血尿酸（＜360μmol/L）利于阻止尿酸盐结晶的形成、预防关节炎症的发生、降低复发频率、减少痛风石的形成及关节或软组织的损害、促进痛风石样沉积物的溶解等。

但并不是血尿酸＜360μmol/L即可停用降尿酸药物，降尿酸是一个需要长期坚持的过程。服药切忌"三天打鱼，两天晒网"；不规律服用降尿酸药，血尿酸波动过大，也会导致痛风发作，而长期保持血尿酸水平稳定在达标范围，将最大限度减少痛风的急性发作，并防止出现慢性损害。一项前瞻性研究结果表明：用非布司他治疗痛风使血尿酸持续＜360μmol/L超过5年，几乎所有患者均无再发痛风，并且在治疗前已存在痛风石的患者中，约69%患者的痛风石完全溶解了。而一项回顾性研究观察痛风患者10年转归情况时发现，维持血尿酸＜360μmol/L 1年以上的患者，大部分在往后的2年或2年以上无痛风发作。

所以痛风的治疗，越早达标，越持续达标，则预后越好。

8 凡事应有度，痛风降尿酸治疗的"度"在哪里?

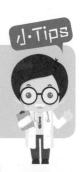

小·Tips

● 血尿酸对人体的生理作用不可忽视。

● 尿酸并不是降得越低越好，应把握好"度"。

● 血尿酸水平不能长期＜180μmol/L（3mg/dL）。

上一篇文章已经详细解说了痛风的治疗应该坚持达标治疗而不只是尿酸降到正常值就停止用药了。达标治疗不但可以减少痛风的发作频率，利于痛风石的消除，并可以阻止新的尿酸盐结晶的形成。另外，研究证实，高尿酸血症除了可引起关节炎、肾损害外，还会增加心脑血管疾病、高血压、糖尿病、血液病等慢性疾病的发病风险，所以降低血尿酸水平可谓益处多多。但是尿酸是不是降得越低越好呢? 答案当然是否定的! 本节我们来谈谈痛风降尿酸治疗的"度"在哪里。

尿酸在人体内并不完全扮演坏人的角色，它是一柄双刃剑，水平过高会带来危害，但正常水平的尿酸对人体的生理作用又是不可忽视的。尿酸在一定程度上具有抗氧化功能，能够清除体内有害的活性氧，比如羟基、单个氧原子、超氧阴离子等，它的抗氧化作用与维生素C等效，在人体中起着重要生理作用。所以如果尿酸水平过低，也会因其抗氧化应激作用下降而促进动脉粥样硬化和脑白质缺血形成等从而影响认知功能。

Rinaldi等研究显示，阿尔茨海默病患者组和轻度认知功能障碍患者组血浆中的尿酸及各项抗氧化剂指标均比对照组明显降低。也有研究证明尿酸的水平与物种的寿命密切相关，在始新世时期，灵长类动物产生抗坏血酸（体内很好的抗氧化剂）的基因发生了变化，其产生缺失可能是一种进化劣势，但尿酸的增高为这一劣势提供了相应补偿，成为抗衰老的保护剂。Orowan E 发现，尿酸盐在中枢神经系统中的作用可能更为重要，他认为高尿酸血症可能通过促进类人猿的智力功能而提供进化优势，也可能通过其抗氧化作用或神经刺激腺苷受体的激活作用而促进进化。因此，高尿酸血症可能是灵长类动物的专利。甚至还有研究发现，血尿酸水平与智力呈正相关。

因此，我们应该理性看待尿酸水平。尿酸并不是降得越低越好，应把握好"度"，2016年欧洲抗风湿病联盟会议关于痛风治疗的专家建议指出：血尿酸水平不能长期＜180μmol/L。

所以，降尿酸治疗需要把握好"度"（图22）。控制血尿酸＜300μmol/L 或360μmol/L并长期使用降尿酸药物维持尿酸的达标治疗，是治疗和控制痛风急性发作的关键。但要注意的是，尿酸也并非越低越好，降尿酸应"因人、因病情而异"，所以降尿酸过程中需要规律到医院就诊，定期监测血尿酸水平，保证降尿酸的安全、达标治疗，才能让"降尿酸"这场革命安全、顺利地进行下去。

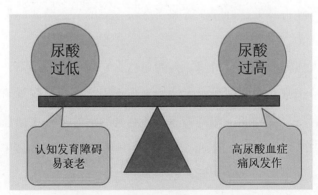

图22　降尿酸治疗应把握好"度"

9 痛风合并高脂血症患者如何选择降尿酸药?

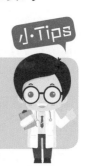

小·Tips

- 非布司他有控制尿酸和降血脂双重作用。
- 非布司他降血尿酸、血脂的作用与特异性抑制黄嘌呤氧化酶活性有关。

痛风合并高脂血症,非布司他有优势

临床诊疗过程中,痛风合并高脂血症的情况很常见。那么,痛风合并高脂血症患者如何选择降尿酸药呢?国内有专家曾进行过一项研究,将118例痛风合并高脂血症患者分为3组,分别为非布司他低剂量组(非布司他40mg/d)、非布司他高剂量组(非布司他80mg/d)及别嘌醇组(别嘌醇300mg/d),降尿酸治疗12周。研究发现,非布司他低剂量组患者经治疗后,高密度脂蛋白胆固醇水平较前升高,但血清甘油三酯、总胆固醇、低密度脂蛋白胆固醇水平无明显变化;而非布司他高剂量组患者治疗后不仅高密度脂蛋白胆固醇水平较前升高,其血清甘油三酯、总胆固醇、低密度脂蛋白胆固醇水平均较治疗前下降,差异均有统计学意义;而别嘌醇组患者治疗前后,血清甘油三酯、总胆固醇、低密度脂蛋白胆固醇、高密度脂蛋白胆固醇水平均无明显改变。此外,尚有国外临床研究显示,与别嘌醇组比较,非布司他还可降低高尿酸血症患者心脏手术后血清氧化低密度脂蛋白水平。同时,动物实验也发现,非布司他能明显减少果糖诱导的代谢综合征小鼠模型的甘油三酯水平。此外,治疗痛风临床上较常用的促尿酸排泄药物,主要通过抑制肾小管对尿酸的重吸收而降低血尿酸浓度,目前认为该类药物对血脂水平无显著影响。

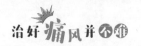

非布司他为什么可兼顾调节血脂水平？

多项研究提示，非布司他在降低尿酸水平的同时，还可调节血脂水平，在治疗痛风合并高脂血症的患者时，比其他降尿酸药物更具优势。其背后潜在的机制是什么呢？

站在尿酸生成机制的角度来看，黄嘌呤氧化酶（XO）活性增加可加速次黄嘌呤转化为黄嘌呤，促进黄嘌呤转化为尿酸，而黄嘌呤氧化酶抑制剂（XOI）则阻断上述反应，减少尿酸的生成。多项研究发现，高脂血症患者中XO活性明显升高，且XO与甘油三酯及总血脂呈正相关。由此可见，XO可能参与血脂调节过程，其活性增加，对血脂异常可能有一定促进作用。这或许是非布司他起作用的机制之一。非布司他是一种黄嘌呤氧化酶抑制剂，可直接通过特异性抑制XO活性，发挥降血尿酸、血脂作用。而别嘌醇及其代谢产物氧嘌呤醇，主要通过竞争性抑制黄嘌呤氧化酶，使黄嘌呤和次黄嘌呤转化为尿酸减少，从而降低血尿酸水平。

总而言之，在痛风合并高脂血症的治疗上，非布司他有控制尿酸和降血脂双重作用，在无禁忌证的情况下，可优先选择非布司他。

治疗痛风发作需警惕，滥用抗生素不可取

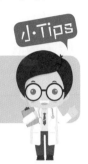

- 抗生素治疗痛风没有效果。
- 滥用抗生素对人有害。

痛风急性发作时，受累关节迅速出现皮肤发红、局部温度升高，关节肿胀、剧痛及功能障碍。经历过急性发作的人想必都会对这种刀割样的剧痛刻骨铭心，病情严重者还可以出现发热、血白细胞升高等，临床表现酷似感染性关节炎。如果不经详细的病史追问、体格检查以及进行血尿酸等检查，很容易被没有经验的医生或患者误认为局部感染性炎症（如丹毒）或感染性关节炎，并给予抗生素治疗。但事实上，急性痛风发作不同于感染，给予抗生素治疗也根本不起作用。

痛风是尿酸盐结晶沉积在关节和周围软组织，从而诱发机体产生的局部无菌性炎症，从关节局部症状看，很像感染性关节炎，但在这个过程中并没有病毒、细菌等病原微生物的参与。抗生素可通过不同机制杀灭菌群或抑制菌群生长，但并没有抗炎止痛的功能；而急性痛风发作绝大多数情况都是无菌性炎症，除非同时并发感染，否则抗生素对痛风治疗并无作用。更加严重的是，痛风急性发作时使用抗生素不仅毫无帮助，反而可能使血尿酸升高而加重痛风，进一步加重肾脏负担。因为肾脏作为机体排泄各种有害代谢物的关键器官，也是大多数抗生素的排泄途径。当痛风急性发作时，肾脏本来需超负荷工作以将尿酸排出体外，而抗生素对尿酸的排泄有干扰作用，两者竞争经肾脏排泄，无疑加重了肾脏的工作量，极易导致病情加剧和肾脏损害。

然而，临床上有一些患者自诉，使用抗生素后疼痛可明显缓解，这又是

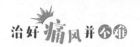

为什么呢？其原因可能是急性痛风性关节炎本身有一定的自限性，一般患者即使无任何治疗，亦常常可于痛风发作3～10天后逐渐自行缓解，抗生素的疗效可能与自然病程重叠，常常被医生或患者误认为是使用抗生素的结果。此外，在输液中合并使用的药物如糖皮质激素可满意缓解痛风急性发作症状，有时心理暗示也可能起一定作用。

因此，痛风患者滥用抗生素不可取。

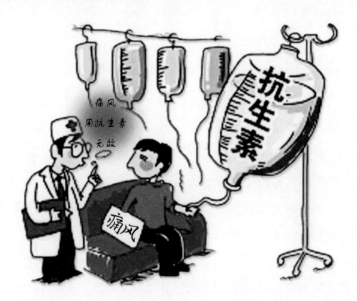

难兄难弟！痛风合并慢性肾脏病，该如何处理？

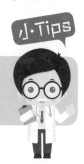

● 糖皮质激素是急性痛风合并慢性肾功能不全的首选药物。

● 不推荐长期使用糖皮质激素，因可促进痛风石形成。

人体内约2/3的尿酸经肾脏排泄，肾功能不全可导致高尿酸血症，而大量流行病学研究表明，高尿酸血症与慢性肾脏病（CKD）的发生、发展有关。临床上也常常遇到痛风患者合并CKD的情况。在面对这类患者时，如何选择恰当的药物治疗痛风至关重要。

以2017年发布的《中国肾脏疾病高尿酸血症诊治的实践指南》为依据，我们将分别阐述对于合并CKD的痛风患者，在不同的疾病阶段该如何调整用药。

缓解关节疼痛药物的选择

（1）秋水仙碱　可参考本书第7章"3. 痛风合并慢性肾病可以用秋水仙碱吗？"的相关内容。

（2）非甾体抗炎药　由于其肾毒性作用，不推荐首选，非甾体抗炎药还可能增加CKD患者的心血管疾病风险。目前尚缺乏指南推荐其用于CKD人群的安全剂量，估算患者肾小球滤过率（eGFR）＞60mL /（min·1.73m^2）在痛风发作时可谨慎使用，但应避免长期大剂量使用；患者eGFR＜60mL /（min·1.73m^2）应尽量避免使用。透析患者可适当使用非甾体抗炎药治疗痛风发作。

（3）糖皮质激素　合并CKD的痛风患者出现急性发作时，可使用中小剂量糖皮质激素，如口服泼尼松20～30mg。透析的患者，糖皮质激素剂量为0.5mg/（kg·d），并快速减量。如起始剂量为30mg/d，可每2天减5mg。总的

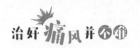

来说，糖皮质激素是急性痛风合并慢性肾功能不全的首选药物。

降尿酸药物的选择

（1）别嘌醇　肾功能下降时，如eGFR＜60mL/（min·1.73m²）时别嘌醇应减量，推荐剂量为50～100mg/d，eGFR＜15mL/（min·1.73m²）时应禁用。间歇性血液透析患者：透析后隔天给药，起始剂量100mg；每天血液透析患者：透析后给药，剂量需增加50%；每天腹膜透析患者：起始剂量50mg/d。

注：任何类型的肾脏替代治疗，透析前均需检测血肌酐，每2～5周最多增加别嘌醇50mg。

（2）非布司他　推荐起始剂量为40mg/d，若2周后尿酸水平仍不低于360μmol/L，建议剂量增至80mg/d。轻、中度肾功能不全［eGFR 30～89mL/（min·1.73m²）］的患者，无需调整剂量。对于eGFR＜30mL/（min·1.73m²）的患者，已有多项研究显示非布司他的有效性及安全性，建议起始剂量为20mg/d。

建议血透患者非布司他初始剂量5～10mg/d，2周后复查血尿酸水平后决定是否需要调整剂量，一般最大剂量为40mg/d，部分研究报道透析患者非布司他最大剂量可用至80mg/d。腹膜透析暂无相关研究。

（3）苯溴马隆　成人推荐起始剂量50mg/d，最大剂量为200mg/d。eGFR＞60mL/（min·1.73m²）的患者无需调整剂量，eGFR 30～60mL/（min·1.73m²）的患者推荐剂量为50mg/d，eGFR＜30mL/（min·1.73m²）慎用，透析患者、肾结石、急性尿酸性肾病患者禁用。

12 冤家路窄，当痛风遇到高血压，如何选择降压药？

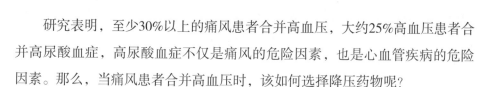

小·Tips

- 痛风的患者应慎用利尿剂。
- 一般不建议高血压合并痛风的患者选择β受体阻滞剂。
- ACEI类药物对尿酸代谢的影响研究结果不一。
- 痛风合并高血压患者，首选氯沙坦。
- 长期服用硝苯地平可使血尿酸明显升高，氨氯地平对血尿酸几乎无影响。
- α₁受体阻滞剂对血尿酸影响不大。

研究表明，至少30%以上的痛风患者合并高血压，大约25%高血压患者合并高尿酸血症，高尿酸血症不仅是痛风的危险因素，也是心血管疾病的危险因素。那么，当痛风患者合并高血压时，该如何选择降压药物呢？

根据《中国高血压防治指南2016年修订版》，目前常用降压药物包括利尿剂、β受体阻滞剂、血管紧张素转换酶抑制剂（ACEI）、血管紧张素受体阻滞剂（ARB）和钙通道阻滞剂（CCB）5大类，以及由上述药物组成的固定配比复方制剂。此外，α受体阻滞剂或其他种类降压药有时亦可应用于某些高血压人群。本文主要讲述常用的5大类降压药及α受体阻滞剂对血尿酸的影响。

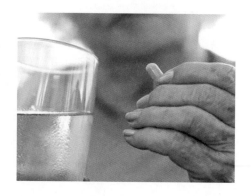

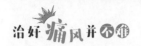

利尿剂

利尿剂主要作用于肾脏，促进水、钠排泄，达到利尿消肿、降低血压的目的。用于治疗高血压的利尿剂主要有以下3类：

（1）袢利尿剂　又称为高效能利尿剂，主要作用于髓袢升支粗段，利尿作用强。代表药为：呋塞米。

（2）噻嗪类利尿剂　又称为中效能利尿剂，主要作用于远曲小管近端。代表药为：氢氯噻嗪、吲达帕胺。

（3）保钾利尿剂　又称为低效能利尿剂，主要作用于远曲小管远端和集合管，利尿作用弱，能减少K^+排出。代表药为：螺内酯、氨苯蝶啶。

研究表明，使用利尿剂的高血压患者，血尿酸水平明显升高。这与利尿后血容量降低，细胞外液容积减少，激活肾素-血管紧张素-醛固酮系统和交感神经系统，导致尿酸经近曲小管的重吸收增加有关。另外研究表明，高血压患者使用利尿剂后，肾小球滤过率（GFR）和血尿酸水平呈负相关，提示利尿剂可降低尿酸的滤过。因此，痛风患者应慎用利尿剂！

β受体阻滞剂

β受体阻滞剂主要通过抑制过度激活的交感神经活性、抑制心肌收缩力、减慢心率发挥降压作用。代表药物有美托洛尔、比索洛尔、卡维地洛和阿替洛尔等。

研究表明，高血压患者使用β受体阻滞剂后，血尿酸水平明显升高，尤其是女性患者。β受体阻滞剂可引起肾脏血流量减少，一方面来自其对血管$β_2$受体的阻断作用，另一方面与其抑制心脏功能，反射性兴奋交感神经，使血管收缩、外周阻力增加有关。因此，β受体阻滞剂可能通过降低GFR，使血尿酸水平升高，故一般不建议高血压合并痛风的患者选择β受体阻滞剂。

ACEI

ACEI的作用机制是抑制血管紧张素转换酶，阻断肾素–血管紧张素系统发挥降压作用。代表药物有：卡托普利、依那普利、贝那普利等。

关于ACEI类药物对尿酸代谢的影响，既往研究结果不一。一些研究结果提示高血压患者应用此类药后，血尿酸水平升高；而另外一些研究表明ACEI可减少肾近端小管对尿酸的重吸收，从而促进尿酸的排泄。

高血压患者如需应用此类降压药时，要严密观察血尿酸水平，若发现异常，及时停用换药。

ARB

ARB通过是阻断血管紧张素Ⅰ型受体发挥降压作用。代表药物有：氯沙坦、缬沙坦、厄贝沙坦、替米沙坦等。

氯沙坦是临床上公认的既可以降血压，又可以轻微降尿酸的药物，可使血尿酸降低15%～30%。因此，痛风合并高血压患者，首选氯沙坦。

CCB

CCB主要通过阻断血管平滑肌细胞上的钙离子通道发挥扩张血管降低血压的作用，包括二氢吡啶类钙拮抗剂（如硝苯地平、氨氯地平、尼卡地平、尼群地平、尼索地平等）和非二氢吡啶类钙拮抗剂（如维拉帕米、地尔硫䓬等）。

CCB种类较多，其降压作用和对血尿酸的影响也不一样。长期服用硝苯地平、尼卡地平和地尔硫䓬可使血尿酸明显升高；尼群地平、尼索地平对血尿酸影响稍小；氨氯地平和左旋氨氯地平对血尿酸几乎无影响，痛风合并高血压的患者，优先选择这两种药。

▌ α₁受体阻滞剂

本类药物可降低动脉血管阻力，增加静脉容量，增加血浆肾素活性，不易引起反射性心率增加。其最大的优点是对代谢没有明显的不良影响，并对血脂代谢有良好作用。

α₁受体阻滞剂不作为一般高血压治疗的首选药，适用于高血压伴前列腺增生患者，也用于难治性高血压的患者。代表药有：特拉唑嗪、哌唑嗪、多沙唑嗪。研究表明，α₁受体阻滞剂对血尿酸影响不大。

▌ 结语

痛风合并高血压的患者，在治疗高血压时应注意降压药对血尿酸的影响。用药不当，可能会加重病情。在看病过程中，一定要向医生说明病情，医生在选择降压药时才能综合考虑。值得注意的是，降压药对血尿酸影响有个体差异，长期应用时，需定期检测血尿酸水平，发现问题时，及时更换降压药或加用排尿酸药，以防病情加重。

13 合并心力衰竭的痛风患者如何选择用药?

合并心力衰竭的痛风患者:

● 慎用NSAIDs。

● 首选物理治疗。

● 可用盐酸曲马多止痛。

● 可尝试关节内注射糖皮质激素。

● 小剂量使用秋水仙碱和碳酸氢钠片相对安全。

● 降尿酸首选别嘌醇。

小·Tips

　　慢性心力衰竭患者会因为心肌收缩力下降、心脏排出血量下降，引起肾脏的血流灌注降低，再加上缺氧、水钠潴留、交感神经兴奋等病理生理改变，常常导致慢性肾功能损害，进而引起不同程度的尿酸升高。而治疗心力衰竭的许多药物，如利尿药（呋塞米、氢氯噻嗪），也可增加患者血中的尿酸水平。因此，心力衰竭合并痛风者并不少见。因为心力衰竭患者对身体内水容量增加敏感，且脏器低灌注情况下容易发生药物相关性的肝、肾功能损害，因此，合并心力衰竭的痛风患者的药物使用受到了一定程度的限制。那么，这时候该用什么药呢?

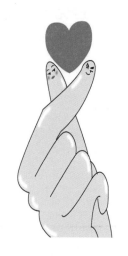

非甾体抗炎药（NSAIDs）

　　这是痛风急性发作时最常用的药，用以

169

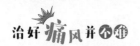

缓解患者的关节肿痛。NSAIDs可一定程度引起水钠潴留、血压升高，并可与抗心力衰竭的常用药物如利尿药（呋塞米、螺内酯等）、血管紧张素转换酶抑制（培哚普利、贝那普利等）发生相互作用，增加肾功能损害的风险。这些变化对于严重心力衰竭患者来说都可能是无法承受的。现有的研究认为，无论是哪种类型的NSAIDs对于心力衰竭疾病的安全性都还有待更多的证据支持。事实上，部分心力衰竭的患者会因为使用NSAIDs导致心力衰竭加重而需住院治疗，且与NSAIDs药物剂量有相关性。

糖皮质激素

在治疗痛风性关节炎时还可使用糖皮质激素。由于其对水钠代谢、交感神经兴奋性的影响，无论口服或静脉途径使用，对于心力衰竭患者都需谨慎。

秋水仙碱

秋水仙碱也是痛风急性期治疗的常用药物之一。相关研究表明，秋水仙碱0.5mg、2次/天的剂量对于心力衰竭的患者是安全的。因为秋水仙碱可能具有减轻血管炎症、抑制动脉硬化斑块形成的作用，可能成为抗动脉硬化的辅助用药而受到心血管领域的关注。但同样因为心力衰竭患者肝脏、肾脏、胃肠道低灌注及淤血情况，在使用秋水仙碱期间需要密切监测肝、肾功能，若有转氨酶或肌酐升高及胃肠道不良反应，应及时减停药。

别嘌醇

别嘌醇是降尿酸治疗的常用药。近来许多研究表明，别嘌醇可能有抑制氧化应激、增加心肌收缩力、改善心肌的作用，也可以应用于心力衰竭的治疗。因此使用别嘌醇不会对心脏功能造成不良影响。用药过程中需要注意的是，心力衰竭患者常用的噻嗪类利尿药可增加别嘌醇过敏反应的发生率，如过敏性皮炎等。

促尿酸排泄药

苯溴马隆是促尿酸排泄常用药之一。尽管有多项研究提示目前暂无使用苯溴马隆可能影响心功能的支持证据，但由于该药物治疗期间需要大量饮水以增加尿量从而促进尿酸的排泄，故有可能导致容量负荷增加而诱发和（或）加重心力衰竭。

非布司他

非布司他作为近年投入市场的痛风新药，既往研究认为在心功能衰竭早期对心血管有保护作用，但其具体机制并未明确。对已有心血管疾病或心血管危险因素的患者，非布司他可能会增加心功能衰竭风险，但最终结论还需要进一步的临床研究去证实。

碳酸氢钠

碳酸氢钠片的应用在心功能衰竭患者中尚无绝对禁忌，依病情酌量应用即可。

综上所述，心力衰竭的痛风患者治疗使用NSAIDs需非常慎重，对于心力衰竭合并痛风的患者，缓解疼痛可优先考虑物理治疗方法。对于疼痛无法控制的患者，可考虑短时间、小剂量使用麻醉类止痛药（如盐酸曲马多），或关节内注射糖皮质激素。使用秋水仙碱0.5mg、2次/天的剂量及使用碳酸氢钠片碱化尿液对心功能病情是安全的。在降尿酸治疗方面，建议可先进行别嘌醇HLA-B5801基因检测，若结果为阴性则发生药物过敏概率较低，可使用别嘌醇降尿酸治疗。若HLA-B5801基因检测结果为阳性，因可能发生别嘌醇药物过敏而需选用其他药物，那么在使用苯溴马隆期间需注意监测患者

24小时饮水量、输液量及尿量的变化，而使用非布司他期间需密切注意患者心力衰竭临床症状变化。一旦临床医生判断心力衰竭病情有急性加重趋势且考虑与相应药物有关时，需及时调整用药。

只要功夫深，痛风石也可消失

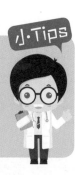
痛风石的危害

"只要功夫深，铁杵磨成针"是指只要有决心，肯下工夫，多么难的事也能做成功。这句话用在痛风石的治疗上，再合适不过了。

痛风石的出现，不单影响美观，有不少患者抱怨因痛风石过大而找不到合适的鞋子可穿，有些患者因四肢关节多处痛风石从不敢穿短衣、短裤。尿酸结晶长年沉积对肌腱、韧带、骨关节等也有损害，沉积于肌腱韧带和神经等部位可致肌腱韧带破坏断裂及神经卡压，沉积于关节处可导致关节破坏，影响到患者关节肢体的正常功能，使日常穿衣、活动等出现不便。

现有治疗方法

痛风石是痛风的晚期表现，治疗上也相对更为困难。现有对痛风石的治疗方法分为两大类。

一类属于内科疗法，即我们常说的坚持服用降尿酸药物控制尿酸水平，研究报道显示血尿酸较长时间维持在300μmol/L以内，痛风石可以逐渐被吸收，从而减轻对关节及肾的损害。

另一类则是许多患者所能想到的最直接的除去痛风石的方法——手术治

疗。然而，除非出现了痛风结节破溃伤口经久不愈或引起皮肤坏死、骨与软组织遭严重破坏、神经血管肌腱受压等不得不手术的情况，大部分痛风石不建议手术治疗。因为手术切除痛风石虽能清除局部痛风结晶、降低体内尿酸总量，然而其并不能有效降低痛风复发率，更不能根治痛风。而且手术属于有创操作，痛风石往往并不仅仅局限在我们所看到的结节处，而常常遍布周围的肌腱、韧带，要彻底清除相当困难，而且在切除痛风石的同时难免会损伤局部软组织。严重痛风石患者术后关节功能恢复有限，甚至术后可出现伤口愈合不良或感染等术后并发症。

正确的治疗方法

治疗痛风石的正确方式应该是"自律、规律、坚持"，自律为生活习惯上要注意低嘌呤饮食、戒酒、多饮水、多运动；规律为规律服用降尿酸药物，规律监测血尿酸浓度。而最为重要的是"坚持"二字，治疗痛风石，是一项长期而艰巨的工程。研究报道显示，目前的降尿酸药物可使大部分患者的血尿酸水平在3个月内控制在达标范围内（<300μmol/L）。有研究发现，在痛风病程<10年的患者中，膝关节或第一跖趾关节的尿酸盐结晶有可能在其血尿酸持续达标后的12个月消失；痛风病程>10年的患者，痛风石有可能在其血尿酸持续达标后18个月左右的时间消失。需要注意的是痛风石消除的时间因人而异，与痛风病程及痛风石的多少相关。

真实案例

长期坚持规律用药对许多患者来说并不容易，尤其是对痛风这么一个发作性的疾病。需要服药1~2年，仿佛遥遥无期。在此分享本科室一名患者"抗石"的经历，也许能给"抗石"路上的战友们一点信心及鼓励。

患者2017年1月就诊于广东省第二人民医院风湿免疫科时左足多发痛风石，本着对医生的信任，定期复诊，规律服用降尿酸药物，至2018年1月时，痛风石已完全消失（图23）。

　　希望这个成功案例，能为走在痛风石抗争道路上的您增加信心和勇气，最终"磨石"成功。请您相信，只要功夫深，痛风石也是可以通过非手术的方法消除的。

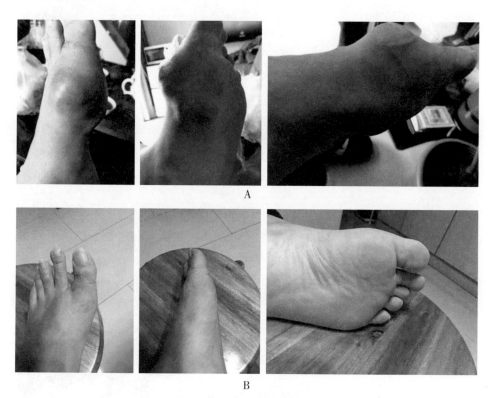

图23　治疗前后痛风石变化

A. 治疗前　B. 治疗后

15 封闭式负压引流治疗在痛风石破溃伤口中的应用

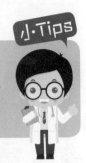

小·Tips

- 痛风石破溃伤口往往迁延不愈。
- 封闭式负压引流对于痛风石破溃伤口可能是较为有效的辅助治疗手段。

随着痛风患病率增加，痛风石患者也逐渐增多。不少患者痛风石破溃，留下触目惊心的伤口。这类痛风石破溃伤口难以通过简单的敷料包扎的方法愈合。比如，我们遇到一个来自潮汕地区的病友，他左踝关节痛风石破溃，经过简单的敷料包扎长达1年都没有好，而且伤口越来越严重。在广东省第二人民医院风湿免疫科通过封闭式负压引流治疗（图24），目前这位病友的伤口已经彻底愈合。他说："痛风伤口让我已经一年没有工作，连走路都成问题，现在好了，整个人都轻松、精神多了"。

封闭式负压引流治疗是指用内含有引流管的泡沫敷料，来覆盖或填充皮肤、软组织缺损的创面，再用生物半透膜对之进行封闭，使其成为一个密闭空间，最后把引流管接通负压源，通过可控制的负压来防止外界细菌入侵，改善创面血运，从而促进创面愈合的一种全新的治疗方法（图25）。

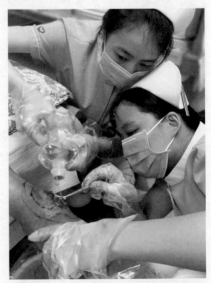

图24 广东省第二人民医院风湿免疫科护士对痛风石破溃的伤口进行处理

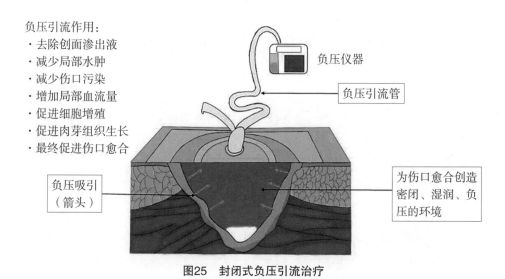

负压引流作用：
- 去除创面渗出液
- 减少局部水肿
- 减少伤口污染
- 增加局部血流量
- 促进细胞增殖
- 促进肉芽组织生长
- 最终促进伤口愈合

负压仪器

负压引流管

负压吸引
（箭头）

为伤口愈合创造密闭、湿润、负压的环境

图25　封闭式负压引流治疗

治疗优点：不受体位的限制，达到全创面引流，不易堵塞管腔，引流通畅；用生物透性膜封闭，免除污染与感染，并能保持持续的高负压状态；加快创面愈合；减轻患者的痛苦及经济负担，也减轻了医务工作人员的工作量。

适应证：急、慢性软组织缺损创面，感染创面，植皮创面，各种难治性创面，糖尿病足溃疡。

用物准备：泡沫敷料，透明敷贴，多侧孔引流管（胃管、吸痰管、头皮针），床头中心负压装置或专门负压器。

封闭式负压引流治疗是在传统的引流管外包裹一层海绵状多孔材料，将创面缝合或用薄膜材料封闭，外加持续的负压吸引力，具有高效引流、封闭创面、抗感染等作用，适当的负压可减轻组织间水肿，改善组织微循环，促进毛细血管再生，利于创面的愈合。治疗痛风石溃破创面，可将手术不能清除的痛风石持续吸引，同时改善了创面的微环境，促进创面的愈合。

优质护理，让住院患者早日康复

护理教育创始人和护理学的奠基人南丁格尔曾说过："护理是一门最精细的艺术"。广东省第二人民医院风湿免疫科护理团队通过以下几个护理措施，为患者提供优质护理，让住院患者早日康复。

以患者为中心进行整体护理

我们护理的工作模式从以疾病为中心的功能制护理转向了以患者为中心的整体护理，根据患者的生理、心理、社会、文化、精神等方面的需要，提供适合个体的最佳护理模式。我们护理团队加强、完善对护士床边工作责任制的建立与实施，护士全程、连续分管患者，主动参与患者的基础护理、专科护理、疾病宣教和慢病管理，全方面为患者提供专业、优质的护理（图26、图27）。

打造人文、舒适环境，促进康复

病房环境的整洁舒适，不仅让患者入住时心情舒畅，而且可以缓解他们入院后紧张焦虑的心情。每间病房内的名家画作，富有禅意，更是让患者赞叹不已。我们优化护理流程，增加各项便民措施与安全设施，制作防跌倒宣教视频，为患者的安全和住院治疗提供支持。

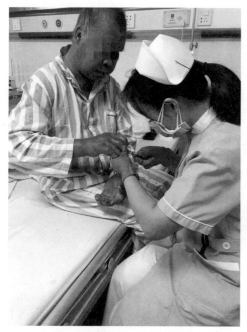

图26 帮助痛风患者剪指甲

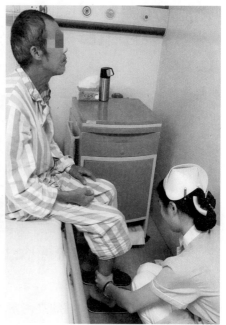

图27 帮助行动不便的患者穿鞋

事无巨细，综合护理

（1）疾病宣教　与患者沟通、交流痛风疾病的相关知识，讲解饮食与疾病的关系，给予精神上的安慰和鼓励，尊重患者、理解患者，帮助患者树立战胜疾病的信心。

（2）指导患者适度运动与保护关节　痛风急性发作期，关节出现红、肿、热、痛和功能障碍，此时应卧床休息，抬高患肢，避免受累关节负重。关节痛缓解后，方可恢复活动，但应注意适度活动，避免关节损伤。尽量使用大肌群，如能用肩部负重者不用手提，能用手臂者不要用手指。不要长时间持续进行重体力工作；可交替完成轻、重不同的工作。经常改变姿势，保持受累关节舒适。平时体育锻炼避免剧烈活动如快速跑步、打篮球等活动，应进行慢跑、散步等，防止关节损伤。

（3）饮食护理　指导患者严格控制饮食，痛风患者大多肥胖，避免进食高热量、高蛋白和高嘌呤食物，如动物内脏、鱼虾类、肉类、菠菜、蘑菇、黄豆、扁豆、豌豆、浓茶等。饮食宜清淡、易消化，忌辛辣和刺激性食物。严禁饮酒。每日至少饮水2 000mL以上，特别是在用促排尿酸药时更应多饮水，有助于尿酸随尿液排出。

（4）加强痛风石破溃伤口的管理　自创科以来，科室收治合并痛风石破溃伤口的患者日趋增多。护理团队针对痛风石破溃伤口特点制定管理计划，并在国内率先将负压引流术应用于痛风石破溃伤口的治疗，为该类伤口的管理提供了新的方向，并取得良好效果，得到患者及家属肯定。

（5）用药护理　指导患者正确用药，观察药物疗效，及时处理不良反应。

（6）烹调指导　合理的烹调方法，可以减少食品中含有的嘌呤量，如将肉食先煮，弃汤后再行烹调。此外，辣椒、胡椒、芥末、生姜等食品调料，均能诱导痛风急性发作，应尽量避免应用。

（7）出院宣教　出院前，护士根据患者的个体情况再次进行有效指导，确保患者对痛风护理知识的掌握，如饮食、用药、运动等，避免受凉、劳累、感染、外伤等诱发痛风复发的因素，提高痛风患者的生活质量。

17 痛风患者如何运动？收好这张运动处方

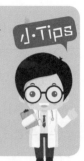

- 运动对高尿酸血症和痛风的防治具有双重性，缺少运动或运动不当会诱发痛风发作，而适宜的运动项目和运动负荷有助于防治高尿酸血症和痛风。
- 急性发作时应适当制动。
- 不发作时可以进行散步、慢跑、骑自行车、游泳等。

小·Tips

医生，我前天打了一场篮球，昨天开始脚趾头隐隐痛，然后红肿越来越厉害！

医生，痛风老发作，我倒是想运动，可是动都动不了，还怎么运动？！

这些都是老痛风患者常常遭遇的困扰。对老痛风患者来说，痛风和运动就像一对跳华尔兹的舞伴，你进我退，一不小心就踩到舞伴的脚，越是小心翼翼，步调越不协调。其实，只要两者遵循适当的节奏，同时前进或后退，就不会踩到对方的脚了。

在《2016年中国痛风诊疗指南》中明确推荐，调整生活方式有助于痛风的预防和治疗。除了大家所熟知的戒烟限酒、低嘌呤饮食、少喝果糖饮料，还特别指出规律运动和控制体重。适当运动已被视为现代社会的四大健康生活方式（合理膳食、适当运动、戒烟限酒和心理平衡）之一。而如何运动？就像第一位病友说的，运动诱发了他的痛风发作，那痛风患者还能好好运动吗？

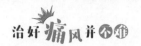

不同强度的运动对血尿酸的影响

经常运动的人患痛风的概率是否比普通人群低呢？血尿酸值在运动时是上升的，而恢复并不是很快，因此，高尿酸血症在专业运动员中很常见，这种现象被称为运动性高尿酸现象。国家风湿病数据中心的大数据显示，剧烈运动是男女痛风患者发作的第3位诱因。国外研究发现，爆发力运动训练会引起一过性血尿酸升高。笔者在实际工作中也接触过不少因运动量过大而诱发痛风急性发作的病友。

业余选手和第二等级的运动员比专业运动员或业余顶级选手痛风或高尿酸血症的发病率低。广州体院教职工的2008年体检数据，高尿酸血症的患病率为6.64%，痛风的患病率为0.50%，低于国内多个地区的普通人群患病率。张琳等对90名痛风患者进行运动干预，结果显示痛风发作次数明显减少，血糖和血尿酸下降，可见运动对治疗痛风具有一定的效果。

低强度的有氧运动可以减低痛风发病率，而中高强度运动使尿酸排泄减少，血尿酸值上升，增加痛风的发病率。想要通过运动来防治痛风发作，应注重运动的强度，避免剧烈运动和运动过量。

运动控制体重，减轻关节负重

肥胖可导致胰岛素抵抗，通过多种途径最终导致肾脏尿酸排泄减少；肥胖会引起游离脂肪酸增加，通过影响黄嘌呤氧化酶等的活性而增加尿酸的合成。

肥胖不仅增加痛风发生的风险，而且肥胖患者痛风发病年龄较早，临床上时常能见到妈妈领着十几岁的痛风小男孩来就诊，很多就是胖小子。

超重或肥胖的痛风患者更易合并高血压、高血糖、高血脂等多种代谢性疾病。青岛某医院对5 104例原发性痛风患者进行分组，分为非超重组、超重组和肥胖组。研究结果表明，随着体重指数的增加，痛风患者的血压、空腹血糖、血脂、转氨酶水平逐渐增加。肥胖组及超重组痛风患者合并高血压、高血糖、高血脂、肝功能异常的比例明显高于非超重组患者。

此外，体重对负重关节（如髋关节、膝关节）的压力是可想而知的。长期承受100kg体重对关节软骨的破坏程度，和承受50kg体重相比，其后果不言而喻。因此，提倡痛风患者合理运动的一个重要原因，也是为了完成减肥大业。

运动增加水摄入，促进尿酸排出

《2016年中国痛风诊疗指南》推荐每天饮水2 000mL以上。研究显示，接受饮食治疗组（包括每天饮水量＞2 500mL）的痛风患者7天后痛风关节炎关节疼痛、局部红肿消失，平均住院天数为11天；而不接受饮食治疗组（包括每天饮水量＜1 500mL）的痛风患者缓解时间为11～13天，平均住院天数为17.5天。由此可见，增加饮水量有助于降尿酸。运动过程中，增加水的摄入可促进机体新陈代谢。

对水的选择并无特别要求，日常饮用水即可，忌喝果糖饮料。

运动处方

运动对高尿酸血症和痛风的防治具有双重性，缺少运动或运动不当会诱发痛风发作，而适宜的运动项目和运动负荷有助于防治高尿酸血症和痛风。如何科学有效地运动，综合分析提出以下建议可供参考：

（1）运动过程应遵守"有氧运动、循序渐进、持之以恒、适时调整"的十六字方针。

（2）制定个体化方案　综合评估个人的健康状况、运动耐受能力、运动兴趣、便利的运动条件与设施等，制定适合个人的能持之以恒的运动方式。

（3）选择合适的有氧运动　间歇缓解期的痛风病友建议在空气清新、充满阳光的户外进行有氧运动项目，如散步、慢跑、骑自行车、游泳、太极拳

（八段锦、五禽戏等）、瑜伽、健身操、网球、羽毛球、登山（膝关节损伤者慎选）等，辅以适量的抗阻练习和关节柔韧性练习。

（4）运动强度、持续时间和频率应根据自己的耐受能力而定，平均每天30分钟以上，或每周2~3次运动，如有不适应停止或减量。

（5）运动前应先进行5分钟活动关节、肌群的热身运动，避免拉伤肌肉、韧带。

（6）50岁以上人群的运动量以少量出汗为宜，心率不超过120次/分，每次30~60分钟，每周3~5次。

（7）运动中或运动后少量多次补水，运动后可适当补充维生素和无机盐以消除疲劳，避免喝果糖饮料。

（8）痛风急性发作期病友应适当制动，若运动则应以对关节无负重或较小负重的床上活动为主。

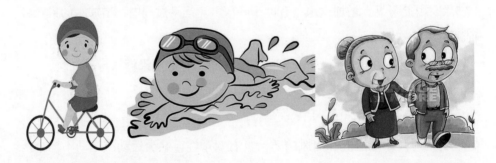

参考文献

［1］ RICHETTE P, BARDIN T. Gout ［J］. Lancet, 2009, 375（9711）: 318-328.

［2］ BEN SC, SLIM R, FATHALLAH N, et al. Drug-induced hyperuricaemia and gout ［J］. Rheumatology, 2017, 56（5）: 679-688.

［3］ BRUDERER SG, MEIER CR, JICK SS, et al. The association between thyroid disorders and incident gout: population-based case-control study ［J］. Clin Epidemiol, 2017, 9: 205-215.

［4］ CHOI HK, ATKINSON K, KARLSON EW, et al. Alcohol intake and risk of incident gout in men: a prospective study ［J］. Arthritis & Rheumatism, 2010, 56（6）: 2049-2055.

［5］ CHOI HK, BURNS LC, SHOJANIA K, et al. Dual energy CT in gout: a prospective validation study ［J］. Annals of the Rheumatic Diseases, 2012, 71（9）: 1466-1471.

［6］ CHOI HK, CURHAN G. Coffee consumption and risk of incident gout in women: the Nurses' Health Study ［J］. American Journal of Clinical Nutrition, 2010, 92（4）: 922-927.

［7］ CLARSON LE, CHANDRATRE P, HIDER SL, et al. Increased cardiovascular mortality associated with gout: a systematic review and meta-analysis ［J］. European Journal of Preventive Cardiology, 2015, 22（3）: 335-343.

［8］ CLARSON LE, HIDER SL, JOHN B, et al. Increased risk of vascular disease associated with gout: a retrospective, matched cohort study in the UK clinical practice research datalink ［J］. Annals of the Rheumatic Diseases, 2015, 74

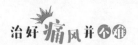

（4）：642-647.

［9］ CUI WD, FAN WM, CHEN ZF, et al. Treatment for Periprosthetic Cyst after Total Hip Arthroplasty：Analysis of Six Cases ［J］. Orthopaedic Surgery, 2016, 8（4）：503.

［10］ DALBETH N, WONG S, GAMBLE GD, et al. Acute effect of milk on serum urate concentrations：a randomised controlled crossover trial ［J］. Annals of the Rheumatic Diseases, 2010, 69（9）：1677.

［11］ DU XL, LIU L, SONG W, et al. Association between gout and erectile dysfunction：a systematic review and meta-analysis ［J］. Plos One, 2016, 11（12）：e0168784.

［12］ FLYNN TJ, CADZOW M, DALBETH N, et al. Positive association of tomato consumption with serum urate：support for tomato consumption as an anecdotal trigger of gout flares ［J］. Bmc Musculoskeletal Disorders, 2015, 16（1）：196.

［13］ FOODY J, TURPIN RS, TIDWELL BA, et al. Major cardiovascular events in patients with gout and associated cardiovascular disease or heart failure and chronic kidney disease initiating a xanthine oxidase inhibitor ［J］. American Health & Drug Benefits, 2017, 10（8）：393.

［14］ GLIOZZI M, MALARA N, MUSCOLI S, et al. The treatment of hyperuricemia ［J］. International Journal of Cardiology, 2016, 213（1）：23-27.

［15］ GRASSI D, PONTREMOLI R, BOCALE R, et al. Therapeutic approaches to chronic hyperuricemia and gout ［J］. High Blood Pressure & Cardiovascular Prevention the Official Journal of the Italian Society of Hypertension, 2014, 21（4）：243-250.

［16］ KIENHORST LBE, JANSSENS HJEM, JAAP F, et al. Arthritis of the first metatarsophalangeal joint is not always gout：a prospective cohort study in primary care patients ［J］. Joint Bone Spine, 2014, 81（4）：342-346.

［17］ LOUTHRENOO W, JATUWORAPRUK K, LHAKUM P, et al. Performance of the 2015 American College of Rheumatology/European League Against

Rheumatism gout classification criteria in Thai patients ［J］. Rheumatology International, 2017, 37（5）: 705-711.

［18］ MACFARLANE LA, KIM SC. Gout: a review of nonmodifiable and modifiable risk factors ［J］. Rheumatic Disease Clinics of North America, 2014, 40 （4）: 581-604.

［19］ MERRIMAN TR. An update on the genetic architecture of hyperuricemia and gout ［J］. Arthritis Research & Therapy, 2015, 17（1）: 1-13.

［20］ NIELSEN SM, BARTELS EM, HENRIKSEN M, et al. Weight loss for overweight and obese individuals with gout: a systematic review of longitudinal studies ［J］. Annals of the Rheumatic Diseases, 2017, 76（11）: 1870-1882.

［21］ PHAM NM, YOSHIDA D, MORITA M, et al. The relation of coffee consumption to serum uric acid in Japanese men and women aged 49-76 Years ［J］. Journal of Nutrition and Metabolism, 2010（3）: 7.

［22］ RICHETTE P, DOHERTY M, PASCUAL E, et al. 2016 updated EULAR evidence-based recommendations for the management of gout ［J］. Annals of the Rheumatic Diseases, 2017, 76（1）: 29-42.

［23］ UENO S, HAMADA T, TANIGUCHI S, et al. Effect of antihypertensive drugs on uric acid metabolism in patients with hypertension: cross-sectional cohort study ［J］. Drug Research, 2016, 66（12）: 628-632.

［24］ VARGAS-SANTOS AB, NEOGI T. Management of gout and hyperuricemia in CKD ［J］. American Journal of Kidney Diseases, 2017, 70（3）: 422.

［25］ ZHANG Y, CUI Y, LI X, et al. Is tea consumption associated with the serum uric acid level, hyperuricemia or the risk of gout? A systematic review and meta-analysis ［J］. Bmc Musculoskelet Disord, 2017, 18（1）: 95.

［26］ CHOI HK, MOUNT DB, REGINATO AM, et al. Pathogenesis of gout ［J］. Annals of Internal Medicine, 2005, 143（7）: 499-516.

［27］ SMITH E, HOY D, CROSS M, et al. The global burden of gout: estimates from the Global Burden of Disease 2010 study ［J］. Annals of the Rheumatic

Diseases，2014，73（8）：1470-1476.

［28］ 中华医学会风湿病学分会.原发性痛风诊断和治疗指南［J］.中华风湿病学杂志，2011，15（6）：410-413.

［29］ 薄慧，杨箐岩，刘戈力，等.学龄期儿童血尿酸水平调查分析［J］.实用儿科临床杂志，2011，26（11）.

［30］ 杜悦新，李楠，张爽，等.天津市城市地区3～6岁儿童血尿酸水平及正常参考值范围探讨分析［J］.中国儿童保健杂志，2017（7）.

［31］ 闫银坤，侯冬青，段佳丽，等.肥胖儿童尿酸水平与心血管代谢异常及非酒精性脂肪肝的关系［J］.中华实用儿科临床杂志，2015（13）.

［32］ 中国医师协会肾脏内科医师分会.中国肾脏疾病高尿酸血症诊治的实践指南（2017版）［J］.中华医学杂志，2017，97（25）：1927-1936.